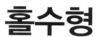

KB084300

간호조무사 실전동형
봉투모의고사 제1회

응시번호		성 명	

〈 유의사항 〉

본 시험은 각 문제에서 가장 적합한 답 하나만 선택하는 최선답형 시험입니다.

○문제지 표지 상단에 인쇄된 문제 유형과 본인의 응시번호 끝자리가 일치하는지를 확인하고 답안카드에 문제 유형을 정확히 표기합니다.
   • 응시번호 끝자리 홀수 : 홀수형 문제지
   • 응시번호 끝자리 짝수 : 짝수형 문제지
○종료 타종 후에도 답안을 계속 기재하거나 답안카드의 제출을 거부하는 경우 해당 교시의 점수는 0점 처리됩니다.
○응시자는 시험 종료 후 문제지를 가지고 퇴실할 수 있습니다.

간호조무사 실전동형 봉투모의고사 제1회

제 **1** 영역 **기초간호학 개요**

01 간호조무사의 직업윤리에 따른 행동으로 옳은 것은?

① 환자의 요구사항은 모두 들어준다.
② 환자의 상황에 대한 진단을 직접 내린다.
③ 자신의 직무와 관련 없는 질문은 무시한다.
④ 물품의 파손을 관리자에게 보고하지 않는다.
⑤ 유효기간의 확인 후, 약품을 의사에게 전달한다.

02 쾌적한 병원 환경을 위한 관리 방법으로 옳은 것은?

① 젖은 걸레로 바닥을 닦는다.
② 병실 바닥은 비질을 하여 깨끗이 한다.
③ 사용한 침구는 깨끗이 털어서 보관한다.
④ 실내온도는 18~22℃, 습도는 40~60%를 유지한다.
⑤ 병실 청소는 오염이 심한 구역에서 덜한 구역 순서로 한다.

03 병동에서의 물품 관리 방법으로 옳은 것은?

① 소독된 기구 및 물품이 젖지 않게 관리한다.
② 유효기간이 짧은 물품은 보관장 뒤쪽에 배치한다.
③ 오염된 고무장갑은 안과 밖을 잘 씻어 자비소독한다.
④ 사용한 주사기는 양손으로 뚜껑을 주사바늘에 다시 씌워 버린다.
⑤ 유리 기구에 혈액이 묻은 경우 뜨거운 물로 헹구고, 찬물로 씻는다.

04 간호조무사의 효과적인 의사소통 방법으로 옳은 것은?

① 환자와의 대화를 피한다.
② 가급적 유머의 사용은 자제한다.
③ 대화하는 동안 환자를 관찰한다.
④ 환자에게 처치 외에는 관심을 기울이지 않는다.
⑤ 최대한 천천히 말해 환자가 대화 내용을 이해할 수 있도록 한다.

05 대뇌와 함께 근육 운동 조절 및 몸의 균형 유지에 관여하는 기관은?

① 소 뇌
② 간 뇌
③ 중 뇌
④ 연 수
⑤ 척 수

06 위에서 분비되며, 단백질 소화에 관여하는 소화 효소는?

① 펩 신
② 트립신
③ 리파아제
④ 락타아제
⑤ 아밀라아제

07 생약에 알코올 또는 식초를 가하여 유효성분을 침출한 액체 상태의 약제는?

① 시 럽
② 산 제
③ 정 제
④ 팅크제
⑤ 함당정제

08 치료 시 두 가지 이상의 약을 사용하며, 의사의 처방이 완료될 때까지 꾸준히 6~12개월 투약해야 하는 약물은?

① 제산제
② 항생제
③ 항결핵제
④ 항고혈압제
⑤ 항히스타민제

09 임신성 고혈압이 있는 임신부에게 권장되는 식이는?

① 저칼슘 식이
② 고단백 식이
③ 고염분 식이
④ 고지방 식이
⑤ 저비타민 식이

10 혈액응고에 필수적인 비타민으로, 결핍 시 신생아에게 출혈성 질환을 가져올 수 있는 비타민은?

① 비타민 A
② 비타민 C
③ 비타민 D
④ 비타민 E
⑤ 비타민 K

11 구강 내에서 접근하기 힘든 부위가 손상되었을 경우 감지해 볼 수 있는 기구에 해당하는 것은?

① 핀셋(pincette)
② 탐침(explorer)
③ 흡입기(suction)
④ 치경(dental mirror)
⑤ 핸드피스(handpiece)

12 치아의 맨 안쪽 조직으로, 혈관, 신경섬유, 임파관을 포함하여 치아에 영양을 공급하는 중요한 역할을 하는 부분은?

① 치 수
② 치 관
③ 법랑질
④ 상아질
⑤ 백악질

13 부항요법을 적용할 수 있는 경우는?

① 경련이 심한 경우
② 정맥류가 있는 경우
③ 출혈 증상이 심한 경우
④ 어깨 통증이 있는 경우
⑤ 몸이 몹시 허약한 경우

14 탕제의 복용방법으로 옳은 것은?

① 일반적으로 1일 1~2회 복용한다.
② 대부분 만성질환일 때 주로 복용한다.
③ 구토 시 코를 막고 한 번에 빨리 복용한다.
④ 독성이 있는 약은 처음에는 조금씩 복용한다.
⑤ 위장에 자극을 주는 약은 식사 직전에 복용한다.

15 안과 수술 환자의 안압상승 예방법으로 옳은 것은?

① 빛을 차단한다.
② 기침을 자제한다.
③ 안구 운동을 한다.
④ 세수를 하지 않는다.
⑤ 무거운 물건을 자주 든다.

16 다음에 해당하는 치료적 의사소통 기술은?

> "할머니, 무슨 생각을 하고 계세요?"

① 수 용
② 반 영
③ 관 찰
④ 현실감 제공
⑤ 개방적 질문

17 환자의 상황별 필요한 체위로 옳은 것은?

① 호흡곤란 시 – 슬흉위
② 요추천자 후 – 앙와위
③ 복부검진 시 – 골반고위
④ 척추 골절 시 – 배횡와위
⑤ 비위관 삽입 시 – 앙와위

18 손가락에 동상이 발생한 환자의 간호보조활동으로 옳은 것은?

① 수포가 생겼을 경우 터뜨린다.
② 동상부위를 심장보다 낮춘다.
③ 동상부위를 문질러 열을 낸다.
④ 동상부위를 뜨거운 물에 담근다.
⑤ 부종이 생기기 전 장신구를 제거한다.

19 주기적인 파파니콜라우(팝 스미어) 검사로 예방하는 질병은?

① 위 암
② 간 암
③ 대장암
④ 유방암
⑤ 자궁경부암

20 요로결석 환자에 대한 치료 및 간호로 옳은 것은?

① 수분 섭취량을 제한한다.
② 고단백, 고염 식이를 시행한다.
③ 체외충격파 쇄석술을 시행한다.
④ 통증감소를 위해 이뇨제를 투약한다.
⑤ 재발률이 낮아 정기적 추적 관찰은 필요없다.

21 편도선 절제술 수술을 받은 환자의 간호보조활동으로 옳은 것은?

① 가습기 사용을 금지한다.

② 연식 및 유동식을 제공한다.

③ 당분간 빨대를 사용하게 한다.

④ 목 주위를 따뜻하게 온찜질해 준다.

⑤ 가래가 생길 때마다 수시로 뱉게 한다.

22 경도 비만자에게 필요한 식이 교육내용으로 옳은 것은?

① 고단백, 저섬유질, 고지방, 고탄수화물

② 고단백, 고섬유질, 저지방, 고탄수화물

③ 고단백, 고섬유질, 저지방, 저탄수화물

④ 저단백, 고섬유질, 저지방, 저탄수화물

⑤ 저단백, 저섬유질, 고지방, 고탄수화물

23 임산부의 산전 관리에 대한 설명으로 옳은 것은?

① 임신 7개월까지는 매주 산전 진찰을 받는다.

② 당뇨가 있는 임부는 당내성 검사를 받도록 한다.

③ 산전 관리는 태동이 확인되었을 때부터 시작한다.

④ 임신 중반기 이후에는 임신중독증에 대한 감시가 필요하다.

⑤ 산전 관리의 주된 목적은 조기 출산을 예방하기 위해서이다.

24 분만 과정 중 분만 2기와 관련 있는 내용은?

① 관 장

② 태반 검사

③ 신생아 간호

④ 회음부 삭모

⑤ 자궁수축상태 확인

25 산욕기 오로에 관한 설명으로 옳은 것은?

① 분만 전 나오는 질 분비물이다.

② 불쾌한 냄새는 정상적인 소견이다.

③ 2주 이상 나오면 병원 방문을 유도한다.

④ 소량이면서 열이 있으면 산욕열을 의심한다.

⑤ 회복기가 되면 색깔이 점차 진해지고 양도 줄어든다.

26 신생아의 목욕을 돕는 방법으로 옳은 것은?

① 수유 이후에 바로 목욕시킨다.

② 태지는 비누로 깨끗이 벗겨낸다.

③ 10~20분 이상 천천히 목욕시킨다.

④ 목욕물의 온도는 30℃가 적당하다.

⑤ 체온 안정, 체중 2.5kg 이상일 때 통목욕이 가능하다.

27 에릭슨의 심리사회적 발달 단계 중 학령기의 발달 과업과 갈등은?

① 신뢰감 대 불신감
② 자율성 대 수치감
③ 주도성 대 죄책감
④ 근면성 대 열등감
⑤ 자아정체감 대 역할 혼돈

28 중이염이 발생한 영유아에게 귀약의 투약 방법은?

① 귀에 손을 대지 않고 투약한다.
② 귀를 후하방으로 당긴 후 투약한다.
③ 귀를 후상방으로 당긴 후 투약한다.
④ 귀를 전하방으로 당긴 후 투약한다.
⑤ 귀를 전상방으로 당긴 후 투약한다.

29 수두 환아를 간호할 때 유의사항으로 옳은 것은?

① 환아를 격리시키지 않는다.
② 감염 예방을 위해 장갑을 착용한다.
③ 붕산 및 전분목욕은 소양감을 증가시킨다.
④ 소양증 감소를 위한 항히스타민제 사용은 금한다.
⑤ 피부 건조를 방지하기 위해 온도를 높게 유지한다.

30 퇴행성 관절염에 대한 설명으로 옳은 것은?

① 통증이 대칭적이다.
② 자가면역 질환에 속한다.
③ 쭈그리고 앉을 때 통증이 심하다.
④ 저녁보다 아침에 통증이 더 심하다.
⑤ 체중부하가 많이 되는 운동을 추천한다.

31 노인의 피부 보호를 돕는 방법으로 옳은 것은?

① 매일 목욕을 시켜 신진대사를 촉진한다.
② 목욕 시 욕창 초기 증상이 있는지 살핀다.
③ 알코올을 사용하여 가벼운 마사지를 해준다.
④ 목욕 후 보습제는 30분 후에 발라 피부 자극을 줄인다.
⑤ 피부에 자극을 주는 면제품을 피하고 모직류를 주로 입힌다.

32 노인 우울증에 대한 설명으로 옳은 것은?

① 식욕부진 및 수면장애가 동반된다.
② 노인 우울증은 정상적인 노화 과정이다.
③ 남성노인이 여성노인보다 2~3배 더 많다.
④ 우울증 노인이 알츠하이머 질환에 걸릴 가능성은 낮다.
⑤ 일시적인 경우가 많으므로 항우울제 투여는 필요하지 않다.

33 화상환자의 응급처치 방법으로 옳은 것은?

① 물집이 생긴 경우 터뜨린다.

② 화상 부위에 조직이나 파편을 제거한다.

③ 흐르는 물에 열기를 식히고, 멸균된 천으로 덮는다.

④ 안면화상 시 등이 바닥에 닿도록 바로 눕혀 운반한다.

⑤ 1도 화상의 경우 모르핀이나 데메롤을 사용하여 통증을 조절한다.

34 중독위험이 있는 약물을 과량복용한 환자의 응급 처치로 옳은 것은?

① 이뇨제 투여

② 구토요법 실시

③ 관장요법 시행

④ 투석요법 시행

⑤ 이산화탄소 투여

35 성인의 심폐소생술 시 유의사항으로 옳은 것은?

① 맥박촉지 부위는 상완동맥이다.

② 기도유지 시 머리와 턱을 내린다.

③ 흉부압박 시 손가락을 사용하여 압박한다.

④ 압박 시 깊이는 5~6cm 정도가 되게 한다.

⑤ 심폐소생술은 10분 이내 시행을 원칙으로 본다.

제 2 과목 보건간호학 개요

36 「국민건강증진법」에서 정의하는 "국민건강증진사업"에서 첫 번째 사업으로 선정된 것은?

① 보건교육

② 질병예방

③ 영양개선

④ 신체활동장려

⑤ 건강관리 및 건강생활의 실천

37 보건교육의 특징으로 가장 적당한 것은?

① 노약자를 대상으로 한다.

② 성인대상 교육이 가장 효율적이다.

③ 보건교육의 실시 장소는 매우 제한적이다.

④ 지역사회 간호업무 중 가장 포괄적이고 중요한 업무이다.

⑤ 교육내용은 추상적인 것에서 구체적인 것으로 실시해야 한다.

38 보건교육 시 대상자와의 관계를 형성하며 학습동기를 부여하고 학습목표 등을 전달하는 단계는?

① 도 입

② 전 개

③ 정 리

④ 종 결

⑤ 평 가

39 선택된 주제에 대해 상반된 의견을 가진 전문가들이 청중 앞에서 사회자의 진행에 따라 각자의 의견을 전달하며 토론하는 집단교육 방법은?

① 세미나
② 분단토의
③ 패널토의
④ 심포지엄
⑤ 브레인스토밍

40 지방보건의료조직에 대한 설명으로 옳은 것은?

① 보건복지부에서 조직의 인사를 지도 및 감독한다.
② 행정안전부에서 인력의 근로조건 기준을 감독한다.
③ 보건복지부에서 보건에 관한 기술을 지도 및 감독한다.
④ 보건복지부에서 조직의 일반행정 예산에 관한 사무를 지도 및 감독한다.
⑤ 우리나라 보건 행정의 체계는 보건복지부에서 모든 업무를 총괄하는 일원화시스템이다.

41 보건의료(전달)체계 구성요소 중 보건의료자원의 개발에 해당하는 것은?

① 재원, 규제, 장비
② 재정, 시설, 조직
③ 정보, 지도력, 의사결정
④ 공공재원, 조직, 지도력
⑤ 인력, 시설, 장비, 지식 및 기술

42 우리나라에서 시행하는 진료비 지불보상제도 중 의료비 억제 효과를 위해 병의 중증도나 연령 등을 고려하여 미리 정해진 일정액의 진료비만을 부담하게 하는 제도는?

① 인두제
② 봉급제
③ 포괄수가제
④ 총액계약제
⑤ 행위별 수가제

43 WHO에서 제시한 다음에 해당하는 일차보건의료의 필수요소는?

> 지역사회주민이 수용 가능한 과학적이고도 합리적인 방법으로 접근하여야 한다.

① 접근성
② 지속성
③ 수용가능성
④ 주민의 참여
⑤ 지불부담능력

44 우리나라의 국민건강보험제도에 대한 설명으로 옳은 것은?

① 위험 집중
② 임의 가입
③ 균등한 보험료
④ 사회 연대성 강화
⑤ 차별성 있는 보험급여 혜택

45 노인장기요양보험제도에 대한 설명으로 옳은 것은?

① 재원은 국가에서 전액 지원한다.

② 시설급여에는 노인복지주택이 있다.

③ 재가급여를 우선 적용하는 것을 원칙으로 한다.

④ 장기요양보험사업의 보험자는 국민연금관리공단이다.

⑤ 장기요양급여에는 재가급여, 시설급여, 개인급여가 있다.

46 다음은 어떤 대기오염 현상을 방지하기 위한 환경 관련 협약인가?

> 파리기후변화협약은 1997년 채택한 교토의정서를 대체하는 것으로, 온실가스 배출량을 단계적으로 감축하는 내용을 담고 있다.

① 산성비

② 기온역전

③ 열섬현상

④ 황사현상

⑤ 지구 온난화

47 다음에서 설명하는 것은?

> • 유해한 태양의 자외선을 차단하는 역할을 하며, 인간들이 방출하는 프레온 가스 등에 의해 이곳이 파괴되면 피부암이나 백내장 등을 유발하게 된다.
> • 고도 25~30km의 성층권에서 밀도가 가장 높다.
> • 몬트리올의정서는 염화불화탄소(CFCl)의 생산과 사용을 규제하려는 목적에서 제정한 협약이다.

① 전리층   ② 오존층

③ 외기권   ④ 중간권

⑤ 대류권

48 상수처리 순서로 옳은 것은?

① 침사지 → 침전지 → 여과 → 화학적 소독

② 침사지 → 활성오니법 → 스크린 → 침전지

③ 침사지 → 침전지 → 활성오니법 → 스크린

④ 스크린 → 침사지 → 침전지 → 활성오니법

⑤ 침전지 → 스크린 → 활성오니법 → 침사지

49 감자의 싹이나 햇빛에 의해 변색된 부분에서 발견되는 식중독균은?

① 솔라닌

② 아플라톡신

③ 테트로도톡신

④ 노로 바이러스

⑤ 장염 비브리오

50 다음에서 설명하는 건강진단의 종류는?

> • 「산업안전보건법」 제130조 제1항에 의거 사업주는 해당 근로자의 건강관리를 위하여 건강진단을 실시하여야 한다.
> • 유해 작업 인자에 종사하는 모든 근로자를 대상으로 직업병 예방이나 조기치료를 위해 정해진 주기마다 실시한다.

① 일반건강진단

② 특수건강진단

③ 수시건강진단

④ 임시건강진단

⑤ 배치전건강진단

51 병원체가 숙주에 침입하여 심각한 임상증상과 장애를 일으키는 능력을 뜻하는 것은?

① 감염력
② 독 력
③ 면역력
④ 병원력
⑤ 증식력

52 독감, 코로나바이러스감염증-19(COVID-19) 예방접종 후에 얻게 되는 면역은?

① 선천성면역
② 인공능동면역
③ 인공수동면역
④ 자연능동면역
⑤ 자연수동면역

53 DTaP 예방주사로 감염 예방되는 질병으로 옳은 것은?

① 백일해, 볼거리, 풍진
② 디프테리아, 백일해, 홍역
③ 파상풍, 장티푸스, 일본뇌염
④ 디프테리아, 백일해, 파상풍
⑤ 디프테리아, 소아마비, B형간염

54 코플릭 반점(Koplik's spot)이 생기는 감염성 질환으로 옳은 것은?

① 수 두
② 홍 역
③ 풍 진
④ 백일해
⑤ 디프테리아

55 잘못된 생활습관으로 인해 발생하는 만성질환의 특징으로 옳은 것은?

① 질병 경과가 짧다.
② 질병 원인이 명확하다.
③ 질병 진행에 개인차가 없다.
④ 중증화 방지를 치료의 목적으로 한다.
⑤ 연령 증가에 따라 유병률이 감소한다.

56 생산연령인구가 전체 인구의 50% 미만인 농촌지역의 인구구조 유형으로 옳은 것은?

① 종 형
② 별 형
③ 호로형
④ 항아리형
⑤ 피라미드형

57 모성보건사업에서 모성 사망률을 감소시키기 위한 가장 중요한 방법은?

① 혈액검사
② 산전관리
③ 예방접종
④ 정기 건강검진
⑤ 유전질환 검사

58 영아의 예방접종 시 주의사항으로 옳은 것은?

① "접종 후 바로 귀가하세요."
② "저녁 무렵에 접종하는 것이 좋아요."
③ "접종일은 따뜻한 물로 목욕을 시켜 주세요."
④ "고열이 날 때는 옆에서 증상을 관찰해 보세요."
⑤ "접종 후 아이와의 과격한 신체놀이는 자제해 주세요."

59 보건소 방문건강관리사업에 대한 내용으로 옳은 것은?

① 「모자보건법」에 근거한 건강관리사업이다.
② 건강수준에 적합한 건강관리 서비스를 제공한다.
③ 질병 진단, 진료, 약물처방, 주사 투여 등을 제공한다.
④ 보건소와 지역민간병원이 운영주체가 되어 서비스를 제공한다.
⑤ 취약계층을 제외한 주민의 의료 접근성을 높여 건강 형평성을 제고한다.

60 임신 중에 고혈압, 단백뇨 검출, 부종 등의 증세가 나타나는 질환은?

① 방광염
② 임신성 빈혈
③ 임신 소양증
④ 임신 중독증
⑤ 임신성 당뇨

61 노인장기요양보험의 재가급여 종류 중 다음에 해당하는 것은?

> 장기요양요원이 수급자의 가정 등을 방문하여 신체활동 및 가사활동 등을 지원하는 장기요양급여이다.

① 단기보호
② 시설급여
③ 방문목욕
④ 방문간호
⑤ 방문요양

62 방문간호 자격으로 옳은 것은?

① 1년 이상의 간호 경력을 지닌 간호사
② 2년 이상의 간호 경력을 가진 간호조무사
③ 3년 이상의 간호 경력을 가진 간호조무사
④ 1년 이상의 간호 경력과 보건복지부장관이 지정한 교육을 이수한 간호사
⑤ 3년 이상의 간호 경력과 보건복지부장관이 지정한 교육을 이수한 간호조무사

63 지역사회간호활동 중 가정방문의 궁극적 목적은?

① 대상자의 감염병 예방접종
② 대상자의 경제적 지원 관리
③ 가족을 단위로 한 건강 관리
④ 대상자와 가족에 대한 질병 진단
⑤ 대상자 대사질환에 대한 조사 및 진료

64 치매 진단을 받은 53세 여성이 가정에서 장기요양서비스를 제공받고자 할 때 신청할 수 있는 보험제와 보험급여가 옳게 묶인 것은?

	보험제	보험급여
①	국민건강보험	간병비
②	국민건강보험	시설급여
③	노인장기요양보험	재가급여
④	노인장기요양보험	간병비
⑤	노인장기요양보험	시설급여

65 「정신건강증진 및 정신질환자 복지서비스 지원에 관한 법률」상 다음이 설명하는 시설은?

> 국가 또는 지방자치단체가 설치·운영할 수 있는 기관으로 정신질환자 또는 정신건강상 문제가 있는 사람 중 알코올 또는 약물중독에 따른 정신장애가 있는 사람의 사회적응을 위한 각종 훈련과 생활지도를 하는 시설

① 정신의료기관
② 정신재활시설
③ 정신요양시설
④ 정신건강복지센터
⑤ 정신건강증진시설

66 「의료법」상 간호조무사 교육훈련기관 지정 취소 사유로 옳은 것은?

① 휴업·폐업 또는 재개업을 신고하지 않은 경우
② 의료기관의 명칭과 비슷한 명칭을 사용한 경우
③ 정당한 사유 없이 권익보호조치를 하지 않은 경우
④ 간호조무사 교육훈련기관의 지정 기준에 미달하는 경우
⑤ 정당한 사유 없이 6개월 이상 교육훈련을 실시하지 않은 경우

67 「결핵예방법」상 결핵관리종합계획을 몇 년마다 수립·시행하여야 하는가?

① 3년
② 5년
③ 7년
④ 10년
⑤ 15년

68 「혈액관리법」상 혈액원에서 헌혈자에게 채혈 전 실시해야 할 건강검진 항목으로 옳은 것은?

① 혈압 측정
② 매독 검사
③ 간기능 검사
④ 심전도 검사
⑤ 복부 초음파 검사

69 「구강보건법」상 매일 1회 양치하는 경우, 불소용액 양치사업에 필요한 농도는 불소용액의 몇 퍼센트인가?

① 양치액의 0.05%
② 양치액의 0.1%
③ 양치액의 0.15%
④ 양치액의 0.2%
⑤ 양치액의 0.25%

70 「감염병의 예방 및 관리에 관한 법률」상 관할보건소에서 진행하는 필수예방접종에 해당하는 질병으로 옳은 것은?

① 탄 저
② 야토병
③ MERS
④ A형간염
⑤ 신종인플루엔자

제4과목 실기

71 체온측정에 대한 설명으로 옳은 것은?

① 성인의 고막체온 측정 시 귀를 후하방으로 당긴다.
② 심질환 환자는 직장체온을 측정하는 것이 적절하다.
③ 영유아의 고막체온 측정 시 귀를 후상방으로 당긴다.
④ 수은체온계로 측정 시 눈금을 38℃ 이하로 맞춘 후에 측정한다.
⑤ 적외선 피부체온계는 비접촉으로 측정할 수 있어 감염이 우려되는 상황에서 사용할 수 있다.

72 체온계 사용방법으로 옳은 것은?

① 액와체온계의 탐침 부분은 액와 우측에 놓고 측정한다.
② 적외선 피부체온계는 이마에서 약 3cm 거리를 두고 측정한다.
③ 액와에 땀이 있을 경우 수건으로 문질러 닦은 후 측정해야 한다.
④ 고막체온을 측정할 때 보청기는 제거하지 않고 낀 상태에서 측정한다.
⑤ 구강체온계는 막대사탕을 물 듯이 혓바닥 위에 올려놓고 입을 다물고 측정한다.

73 성인환자의 심첨맥박을 측정하는 방법으로 옳은 것은?

① 환자에게 복위 자세를 취하게 하여 측정한다.
② 측정부위를 잘 확인할 수 있게 우측 가슴을 노출시킨다.
③ 맥박이 규칙적인 경우에는 30초 측정 후 2배로 기록한다.
④ 좌측 2~3번 늑간 사이와 쇄골중앙선이 만나는 곳에서 측정한다.
⑤ 청진기의 판막은 차갑게 하여 측정해야 외부온도에 영향을 받지 않는다.

74 환자가 측정하고 있음을 눈치채지 못하게 해야 하는 활력징후는?

① 체 온　　　　② 호 흡
③ 채 혈　　　　④ 맥 박
⑤ 혈 압

75 다음 중 혈압이 높게 측정되는 상황은?

① 수 면
② 출 혈
③ 탈 수
④ 커프 폭이 좁을 때
⑤ 팔이 심장보다 높을 때

76 환자의 식사를 돕는 방법으로 옳은 것은?

① 소독, 드레싱 등은 식사 전에 마친다.
② 의식이 없는 환자는 비위관영양을 실시한다.
③ 반좌위 자세가 불가능한 편마비 환자는 건강한 쪽이 위로 향하게 눕힌다.
④ 연하곤란을 겪는 환자는 식사 중간에 계속 대화를 하며 상태를 확인한다.
⑤ 음식물이 기도로 넘어갔을 경우 가장 먼저 입안에 손가락을 세 마디 정도 넣어 구토를 유도한다.

77 섭취량과 배설량 측정 시 섭취량에 포함되는 것은?

① 설 사
② 구 토
③ 소 변
④ 수 액
⑤ 상처 배액

78 장루세척을 할 때의 간호보조활동으로 옳은 것은?

① 장루가 선홍색을 띠면 괴사가 의심되므로 즉시 간호사에게 보고한다.
② 피부에 부착된 물품은 하루에 한 번씩 교환해 준다.
③ 사회활동에 고립되거나 위축되지 않도록 정서적으로 지지한다.
④ 예민한 장루가 상처 입을 수 있으므로 세척은 반드시 간호보조인이 실시한다.
⑤ 체력회복을 위해 음식은 종류 제한 없이 가능한 한 많이 섭취하도록 교육한다.

79 다음 중 가스 제거가 목적인 관장은?

① 청결관장
② 용수관장
③ 구충관장
④ 구풍관장
⑤ 수렴관장

80 다음 중 괄호에 들어갈 용어로 옳은 것은?

( ) 요실금 : 소변의 배출이 제때 이루어지지 못해 방광에 소변이 가득 차게 되고, 이로 인해 소변이 조금씩 넘쳐 계속 흘러나오는 증상

① 역류성
② 복압성
③ 긴박성
④ 혼합성
⑤ 노인성

81 외과적 손씻기 대한 설명으로 옳은 것은?

① 반지, 시계 등의 장신구는 제거한다.

② 손은 항상 팔꿈치 아래에 있도록 한다.

③ 항균비누로 손가락과 손바닥, 손등 위치 까지 씻는다.

④ 손을 씻은 후 남아있는 물기는 손목 스냅을 이용해 털어낸다.

⑤ 손을 씻은 후 물기를 닦은 일회용 타월로 수도꼭지를 잠근다.

82 마스크를 반드시 교체해야 하는 경우로 옳은 것은?

① 마스크가 습기로 인해 축축해진 경우

② 무의식적으로 마스크 끈을 만진 경우

③ 항암치료 중인 환자와 대화를 마친 후

④ 마스크의 금속선이 콧마루에 밀착된 경우

⑤ 마스크를 착용한 지 30분이 경과하였을 때

83 종아리나 전박처럼 굵기가 급격하게 변하는 부위에 감는 붕대법의 종류로 옳은 것은?

① 환행대

② 사행대

③ 나선대

④ 팔자대

⑤ 나선절전대

84 침상 목욕 방법으로 옳은 것은?

① 허벅지에서 발 쪽으로 닦는다.

② 복부는 시계 반대 방향으로 마사지한다.

③ 어깨에서 시작해서 손목 쪽으로 닦는다.

④ 회음부는 요도에서 항문 방향으로 닦는다.

⑤ 팔 → 얼굴 → 가슴 → 복부 → 회음부 순으로 닦는다.

85 통 목욕 방법으로 옳은 것은?

① 목욕 시간은 20분 이내에 마친다.

② 빈 욕조에 대상자를 눕히고 물을 가득 받는다.

③ 목욕 시간 동안 문은 '사용 중' 팻말을 걸어두고 잠가둔다.

④ 욕조에 들어갈 때는 아픈 쪽 다리, 건강한 쪽 다리 순으로 옮겨 놓는다.

⑤ 대상자가 욕조 안에서 실신했을 경우 깨어날 때까지 물의 온도를 따뜻하게 유지한다.

86 요실금 대상자의 간호보조활동으로 옳은 것은?

① 수분 섭취를 금지한다.

② 체중을 조절할 수 있게 돕는다.

③ 하체를 꽉 조이는 옷을 입는다.

④ 요실금이 해결될 때까지 모든 운동을 금지한다.

⑤ 요실금 초기부터 기저귀를 사용해 항상 배뇨할 수 있도록 돕는다.

안심Touch

87 석고붕대를 한 환자의 다리 근력을 유지하기 위한 운동의 종류로 옳은 것은?

① 능동운동
② 수동운동
③ 등장성 운동
④ 등척성 운동
⑤ 등속성 운동

88 환자 보행 시 간호보조활동으로 옳은 것은?

① 환자를 이동할 때 허리 근육을 사용한다.
② 액와 목발 보행 시 겨드랑이로 몸무게를 지탱하게 한다.
③ 목발 보행을 도울 때 환자의 시선은 바닥을 향하도록 한다.
④ 침대에서 이동용 침상으로 옮길 때 도뇨관을 일시적으로 잠근다.
⑤ 환자의 편마비측에 서서 한쪽 팔로 환자의 허리를 안고 다른 팔로 환자의 팔꿈치 위 팔뚝을 잡는다.

89 아래 그림의 이동 상황으로 옳은 것은?

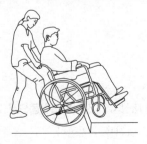

① 턱을 오를 때
② 턱을 내려갈 때
③ 오르막길을 갈 때
④ 내리막길을 갈 때
⑤ 울퉁불퉁한 길을 갈 때

90 쇄석위 체위가 요구되는 상황으로 옳은 것은?

① 쇼크
② 분만
③ 복부 검진
④ 항문 검사
⑤ 복수 천자

91 환자의 낙상을 예방하기 위한 간호보조활동으로 옳은 것은?

① 침대 높이를 최대한 높인다.
② 침대 바퀴의 잠금장치는 항상 풀어둔다.
③ 이동 시 계단보다는 엘리베이터를 이용한다.
④ 취침 시 침대 난간을 내리고 취침하게 한다.
⑤ 야간에는 숙면을 위해 침실, 욕실 근처의 모든 빛을 차단한다.

92 환자에게 더운물 주머니를 제공할 때 주의해야 할 사항으로 옳은 것은?

① 충수염에는 사용을 금한다.
② 환부에 2시간 이상 적용한다.
③ 물의 온도는 70~80℃에 맞추어 제공한다.
④ 주머니를 발로 밟아 물이 새지 않는지 확인한다.
⑤ 주머니에 물을 1/2 정도 넣고 나머지는 공기로 채운다.

93 수술 전 간호보조활동으로 옳은 것은?

① 수술 부위의 굵은 털만 레이저로 제거한다.

② 아트로핀, 모르핀 등은 수술 하루 전에 투약한다.

③ 감염을 예방하기 위해 수술 부위 삭모 후 로션을 발라준다.

④ 수술 당일 아침에는 장신구, 의치, 매니큐어 등을 제거한다.

⑤ 의식이 없는 환자는 수술 후 의식이 돌아오면 본인에게 수술 동의서를 받는다.

94 다음 중 금식이 필요한 검사는?

① MRI

② 심전도

③ 대장내시경

④ 유방 초음파

⑤ 흉부 X-ray

95 심폐소생술 압박에 의해 발생할 수 있는 합병증으로 옳은 것은?

① 빈 혈

② 소화불량

③ 늑골골절

④ 족부궤양

⑤ 만성신부전증

96 자동심장충격기(AED)를 사용할 때 패드(pad) 부착 위치로 옳은 것은?

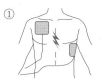 ①
 ②
 ③
 ④
 ⑤

97 산소공급 시 주의사항으로 옳은 것은?

① 금연표시판을 부착한다.

② 머리맡에 향초를 켜둔다.

③ 가습기와 전기장판 등으로 습도와 온도를 조절한다.

④ 환자의 체온유지를 위해 모직물로 된 담요를 하체에 덮어준다.

⑤ 산소는 무색, 무미, 무취하므로 별도의 주의사항이 필요 없다.

98 산소를 투여하면서 의사소통과 음식물 섭취가 가능한 기구는?

① 비강 카테터

② 비강 캐뉼라

③ 산소 마스크

④ 벤투리 마스크

⑤ 비재호흡 마스크

99 환자 입원 시 간호보조활동으로 옳은 것은?

① 환자가 기존에 복용 중인 약물 사항은 의사 또는 간호사에게 보고한다.

② 귀중품은 환자가 퇴원할 때까지 간호조무사가 안전한 곳에 보관해 둔다.

③ 의사소통이 가능한 환자의 본인 확인은 의사와 보호자 간의 면담을 통해서 한다.

④ 감염성 질환 환자의 사용 물품은 과산화수소에서 10분 이상 소독한 뒤 재사용한다.

⑤ 병동에 환자가 도착하면 가장 먼저 다음 외래 진료 일정을 예약할 수 있도록 돕는다.

100 치매 대상자와 대화 시 주의사항을 잘 지킨 경우는?

① "6시예요. 저녁 식사하세요."

② "어디 불편하신 곳이 있으세요?"

③ "할아버지, 오늘 또 약 안 먹었지?"

④ "양치하신 후 신발을 신고 외출하세요."

⑤ "우유는 드셔도 되지만 커피는 안 돼요."

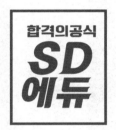

간호조무사 실전동형
봉투모의고사 제2회

응시번호		성 명	

〈 유의사항 〉

본 시험은 각 문제에서 가장 적합한 답 하나만 선택하는 최선답형 시험입니다.

○문제지 표지 상단에 인쇄된 문제 유형과 본인의 응시번호 끝자리가 일치하는지를 확인하고 답안카드에 문제 유형을 정확히 표기합니다.

　•응시번호 끝자리 홀수 : 홀수형 문제지

　•응시번호 끝자리 짝수 : 짝수형 문제지

○종료 타종 후에도 답안을 계속 기재하거나 답안카드의 제출을 거부하는 경우 해당 교시의 점수는 0점 처리됩니다.

○응시자는 시험 종료 후 문제지를 가지고 퇴실할 수 있습니다.

간호조무사 실전동형 봉투모의고사 제2회

제 1 과목 기초간호학 개요

01 간호조무사의 직업적 태도로 옳은 것은?

① 근무 전 개인 사유로 근무시간 변경 시 동료
   와 상의한다.
② 독자적으로 할 수 있는 간단한 치료는 지시
   없이 수행한다.
③ 환자 상태에 대한 가족의 질문에 아는 선에서
   직접 설명한다.
④ 업무상 알게 된 환자의 개인정보를 사적으로
   공유하지 않는다.
⑤ 환자가 금품을 제공할 때는 부담되지 않는 정
   도에서 감사히 받는다.

02 의료폐기물의 관리 방법으로 옳은 것은?

① 의료폐기물과 생활폐기물은 혼합하여 배출할
   수 있다.
② 의료폐기물 전용용기에 반드시 사용한 연월
   일을 기재한다.
③ 태반 등 부패 우려가 있는 것은 밀폐용기에
   넣어 배출한다.
④ 의료폐기물은 근무가 끝나면 모두 모아 전용
   용기에 배출한다.
⑤ 동물병원에서 배출되는 폐기물은 의료폐기물
   에 해당하지 않는다.

03 물품 재고 조사로 얻을 수 있는 효과로 옳은 것은?

① 병원의 신용이 올라간다.
② 창고 보관비가 늘어난다.
③ 물품을 낭비없이 구매가능하다.
④ 위생적인 창고관리가 가능하다.
⑤ 기준량을 초과하여 재고를 비축해 둘 수 있다.

04 병원의 화재 예방 및 화재 발생 시 대피 방법으로
옳은 것은?

① 화재 시 가장 먼저 중요 약품을 이동시킨다.
② 화재 시 중증질환자를 가장 먼저 대피시킨다.
③ 화재 시 엘리베이터로 모두 모일 수 있게 유
   도한다.
④ 화재 시 방화문을 열어 환자가 대피할 수 있
   게 한다.
⑤ 화재 예방을 위해 정기적으로 소방교육 및 훈
   련을 실시한다.

05 심장 내에 존재하는 판막의 역할로 옳은 것은?

① 혈액 응고
② 세균 침범 방지
③ 혈액 역류 방지
④ 혈액 소실 방지
⑤ 혈액 울혈 방지

06 뇌하수체 후엽에서 분비되며, 신장이 표적 기관인 호르몬은?

① 옥시토신
② 성장 호르몬
③ 항이뇨 호르몬
④ 갑상샘 자극 호르몬
⑤ 부신피질 자극 호르몬

07 복용 시 검정색 변이 배출될 가능성이 있으며, 액체성 약물은 치아의 착색을 방지하기 위해 빨대를 이용해서 먹어야 하는 것은?

① 철분제
② 항생제
③ 진통제
④ 진해제
⑤ 진정제

08 대표적인 국소마취제이며, 심실성 부정맥 치료제로도 사용되는 약물은?

① 케타민
② 할로탄
③ 미란타
④ 큐라레
⑤ 리도카인

09 간질환 환자의 식이로 옳은 것은?

① 무균 식이
② 고염분 식이
③ 저지방 식이
④ 저단백질 식이
⑤ 저비타민 식이

10 수술 후 회복기 환자에게 필요한 영양소로 옳은 것은?

① 칼슘, 단백질
② 비타민, 지방
③ 단백질, 수분
④ 비타민, 칼슘
⑤ 단백질, 비타민

11 치아의 가장 넓은 부위로, 법랑질의 충격을 흡수하는 완충 역할을 하는 부분은?

① 치 근
② 치 관
③ 치 경
④ 상아질
⑤ 백악질

12 치아우식증의 발생빈도를 높이는 경우로 옳은 것은?

① 불소 도포
② 당분 제한
③ 올바른 칫솔질
④ 치아 홈 메우기
⑤ 타액 분비량 감소

13 약물을 몸의 특정 부위에서 태우거나 태운 김을 쐬어 온열 자극을 줌으로써 질병을 치료하는 방법은?

① 구 법
② 자 침
③ 수치료법
④ 추나요법
⑤ 부항요법

14 부항요법 시 주의사항으로 옳은 것은?

① 어지러움이 있으면 압력 및 횟수를 늘린다.

② 육식 또는 고칼로리 음식을 섭취하도록 권장한다.

③ 식사 직전이나 직후에 치료를 진행하면 효과가 크다.

④ 습식 부항 이용 시 1회 사혈량이 20ml가 넘지 않게 한다.

⑤ 화관입구에 바세린을 바르면 피부의 손상을 막을 수 있다.

15 청각장애가 있는 환자와의 의사소통 방법으로 옳은 것은?

① 마스크를 끼고 대화한다.

② 환자와 마주보고 대화한다.

③ 최대한 고음으로 대화한다.

④ 언어적 의사소통을 활용한다.

⑤ 길고 자세하게 반복하여 설명한다.

16 태반, 모유 등 모체에서 들어온 항체를 통해 형성되는 면역은?

① 선천면역

② 자연수동면역

③ 인공수동면역

④ 자연능동면역

⑤ 인공능동면역

17 초등학생을 대상으로 투베르쿨린반응검사를 한 결과, 음성이 나온 경우 취해야 할 조치는?

① 소변검사

② 객담검사

③ 혈청검사

④ BCG 재접종

⑤ X-ray 직접촬영

18 비정상적인 소변에서 검출될 수 있는 성분은?

① 물

② 요 산

③ 요 소

④ 단백질

⑤ 크레아틴

19 악성 종양의 특성으로 옳은 것은?

① 성장 속도가 느리다.

② 외과적 절제가 쉽다.

③ 예후가 좋은 편이다.

④ 전이 및 재발이 잘 된다.

⑤ 피막이 있어 침윤을 방지한다.

20 유방절제술 후 간호보조활동으로 옳은 것은?

① 슬관절 운동을 권장한다.

② 지혈촉진을 위해 압박드레싱을 한다.

③ 수술한 측 팔의 정맥주사를 금지한다.

④ 수술 후 무거운 물건 들기로 팔 회복을 돕는다.

⑤ 수술한 측 팔을 심장보다 아래에 위치하게 둔다.

21 뇌압상승 증상이 있는 환자의 간호보조활동으로 옳은 것은?

① 물을 충분히 제공한다.
② 이뇨제 사용을 금지한다.
③ 앙와위 자세를 유지한다.
④ 동공의 크기와 대광반사를 확인한다.
⑤ 절대 안정을 위해 의식 확인을 자제한다.

22 백내장 수술을 받은 환자의 간호보조활동으로 옳은 것은?

① 따뜻한 물로 눈 세척을 한다.
② 버티컬 및 커튼으로 빛을 차단한다.
③ 세안 및 머리감기는 2일 동안 제한한다.
④ 수영장 및 공중목욕탕은 2주간 제한한다.
⑤ 빠른 회복을 위해 안구 운동을 틈틈이 한다.

23 임신 후반기에 발생하는 출혈성 질환으로 옳은 것은?

① 유 산
② 포상기태
③ 태반조기박리
④ 자궁 외 임신
⑤ 자궁경관무력증

24 분만 과정에 대한 설명으로 옳은 것은?

① 태아의 정상분만 태위는 둔위이다.
② 가진통은 분만을 알리는 대표 신호이다.
③ 배림 이후에 복압을 제거하도록 돕는다.
④ 경산모는 완전 개대 후 분만실로 이동시킨다.
⑤ 파수 후 가장 먼저 할 일은 태아심음 측정이다.

25 유즙 분비를 촉진하기 위한 방법으로 옳은 것은?

① 5시간 간격으로 젖을 짜낸다.
② 유두를 비누로 깨끗이 닦는다.
③ 분만 2~3일 후부터 모유수유를 시작한다.
④ 유방에는 소량의 유즙이 남아있도록 한다.
⑤ 하루 섭취 열량을 임신 전에 비해 증가시킨다.

26 아프가 점수(Apgar Score)에 대한 설명으로 옳은 것은?

① 출생 후 1분과 15분 후 두 번 측정한다.
② 출생 후 가장 먼저 관찰할 사항은 피부색이다.
③ 혈압, 호흡, 피부색, 근육긴장도, 반사반응을 검사한다.
④ 각 항목 당 최고 점수는 2점이며, 총 10점이 만점이다.
⑤ 총 10점 만점 중 6점 이상이면 건강한 것으로 판단한다.

27 신생아에게서 모로반사가 나타나지 않는 경우, 의심할 수 있는 증상은?

① 백내장
② 파상풍
③ 쇄골골절
④ 안면마비
⑤ 청각장애

28 미숙아의 간호에 대한 설명으로 옳은 것은?

① 통목욕을 시행한다.

② 체중 측정 시 인큐베이터 밖에서 측정한다.

③ 호흡 유지를 위해 기도 내 점액을 제거해 준다.

④ 인큐베이터 안의 온도는 40℃ 정도가 적당하다.

⑤ 미숙아한테서 가장 먼저 살펴야 할 것은 황달 여부이다.

29 설사로 탈수가 심한 유아에게 보충해줘야 할 것으로 옳은 것은?

① 수분, 지방

② 수분, 전해질

③ 지방, 단백질

④ 단백질, 비타민

⑤ 포도당, 비타민

30 노인의 건강증진을 위한 영양관리로 옳은 것은?

① 단백질 식품을 꾸준히 섭취한다.

② 포화지방산 함유 식품을 많이 섭취한다.

③ 물은 되도록 적게 마셔 요실금을 예방한다.

④ 칼슘 흡수를 돕기 위해 철분제를 함께 섭취한다.

⑤ 채소 및 과일류 대신 해조류, 버섯류를 주로 섭취한다.

31 기도로 음식물이 넘어갔을 때 생길 수 있는 노인성 질환은?

① 위 염

② 폐 렴

③ 천 식

④ 구강 건조증

⑤ 만성기관지염

32 치매 노인의 간호보조활동으로 옳은 것은?

① 이해하지 못할 때는 길게 설명한다.

② 환자의 수준에 맞춰 어린아이 대하듯 한다.

③ 낙상 방지를 위해 억제대를 반드시 사용한다.

④ 우울감을 줄이기 위해 환경을 자주 바꿔준다.

⑤ 석양 증후군을 막기 위해 다른 관심사로 유도한다.

33 무의식 환자의 응급처치 중 가장 먼저 해야 할 조치는?

① 지 혈

② 금식유지

③ 기도유지

④ 척추고정

⑤ 인공호흡

34 눈에 화학약품이 들어갔을 때 응급처치 방법으로 옳은 것은?

① 눈에 항생제를 투여한다.

② 화학약품을 면봉으로 닦아준다.

③ 눈을 비벼서 눈물이 나오게 한다.

④ 가만히 눕힌 후 절대안정을 취하게 한다.

⑤ 흐르는 물로 씻고 즉시 응급진료를 받게 한다.

35 열피로 환자의 응급처치 방법으로 옳은 것은?

① 얼음물로 마사지한다.

② 시원한 음료를 제공한다.

③ 강심제는 사용 금지이다.

④ 시원한 곳에 눕히고 머리를 높여준다.

⑤ 탈수가 심하면 포도당 주사를 놓는다.

제 **2** 과목 **보건간호학 개요**

36 「국민건강증진법」에서 정의하는 보건교육에 대한 설명으로 옳은 것은?

① 개인이나 지역사회 구성원이 스스로 자신의 건강을 관리할 능력을 갖도록 한다.

② 지역사회 구성원의 건강은 지역사회의 발전에 중요한 자산임을 인식하도록 한다.

③ 개인 또는 집단으로 하여금 건강에 유익한 행위를 자발적으로 수행하도록 하는 교육을 말한다.

④ 지역사회 구성원이 자신들의 건강문제를 스스로 인식하고 행동하여 지역사회의 건강을 증진시키는 것이다.

⑤ 근로자의 건강증진을 위하여 직장 내 문화 및 환경을 건강 친화적으로 조성하고, 근로자가 자신의 건강관리를 적극적으로 수행할 수 있도록 교육, 상담 프로그램 등을 지원하는 것을 말한다.

37 보건교육 내용의 진행 방향으로 옳은 것은?

① 보건교육 내용은 낯선 것에서 친숙한 것의 순서로 진행한다.

② 보건교육 내용은 복잡한 것에서 단순한 것으로 실시해야 한다.

③ 보건교육 내용은 간접적인 것에서 직접적인 것의 순서로 진행한다.

④ 보건교육 내용은 과거의 내용에서 최신의 내용 순서로 진행하도록 한다.

⑤ 보건교육 내용은 어려운 것에서부터 시작하여 쉬운 것으로 진행해야 한다.

38 보건교육을 실시하는 중간에 교육 방법이나 내용을 개선하기 위해 수시로 실시하는 평가는?

① 진단평가

② 형성평가

③ 과정평가

④ 성과평가

⑤ 총괄평가

39 어린이집 원아들에게 손 씻기 6단계를 교육한 후, 배운 대로 원아들이 제대로 손을 씻는지 평가하기 위한 방법은?

① 관찰법

② 평정법

③ 질문지법

④ 지필검사

⑤ 구두질문법

40 보건복지부에서 담당하는 업무는?

① 장기요양 인정 신청서를 제출받는다.

② 주민을 대상으로 직접적인 보건 서비스를 제공한다.

③ 보건소 업무 중 보건에 대한 교육을 지도 및 감독한다.

④ 지역보건조직의 인사 및 예산에 관한 사무를 지도 및 감독한다.

⑤ 업무상 재해를 입은 근로자의 치료를 지원해주고 근로자와 가족의 생활을 보장해준다.

41 우리나라 보건의료전달체계의 특징으로 옳은 것은?

① 관료적이고 행정체계가 복잡하다.

② 국가가 보건의료를 계획, 관리, 제공한다.

③ 의료의 질이 떨어질 수 있다는 단점이 있다.

④ 영국이나 캐나다와 같은 나라에서 시행 중이다.

⑤ 일차진료 단계에서 전체 질병의 70~80%를 처리한다.

42 행위별수가제에 대한 설명으로 옳은 것은?

① 국민의료비가 낮아진다.

② 의사의 권한이 작아질 수 있다.

③ 의사 간 불필요한 경쟁이 사라진다.

④ 양질의 서비스를 받을 수 있으나 과잉 진료가 문제이다.

⑤ 환자에게 제공된 서비스 중 일부만 진료비 청구의 근거가 된다.

43 우리나라 일차보건의료에 대한 설명으로 옳은 것은?

① 병원이 일차보건의료를 담당한다.

② 예방중심의 의료가 대두배경이다.

③ 보건소에서 보험혜택이 적용되려면 진료의뢰서를 가지고 가야 한다.

④ 면허 미보유자라도 보건복지부 직무 교육을 받은 간호사는 보건진료 전담공무원이 될 수 있다.

⑤ 1980년 「농어촌 등 보건의료를 위한 특별조치법」이 제정되어 보건진료소가 리 단위나 도서벽지 등에 설치되었다.

44 우리나라 국민건강보험에 관한 설명으로 옳은 것은?

① 선택성이 특징이다.

② 보험자는 전국민이다.

③ 균등한 보험급여를 보장한다.

④ 국민연금공단이 의료비 심사를 담당한다.

⑤ 1980년에 전 국민 건강보험이 실시되었다.

45 노인장기요양보험제도 중 다음 (   ) 안에 들어갈 말은?

( )는 경력 2년 이상의 간호사나 경력 3년 이상의 간호조무사 중 보건복지부 장관이 정하는 교육인 이론 360시간, 실습 340시간을 이수한 자 등이 의사, 한의사 또는 치과의사의 지시를 받아 수급자의 집으로 찾아가서 간호, 진료 보조, 구강 위생 따위를 지원하는 일이다.

① 시설급여

② 방문간호

③ 방문요양

④ 단기보호

⑤ 특별현금급여

46 다음에서 설명하는 문제에 대한 예방방법으로 가장 중요한 것은?

> 실내 밀폐된 공간에 다수의 사람이 모인 경우 산소 부족으로 무기력, 현기증, 메스꺼움 등의 증상이 나타날 수 있다.

① 수분 공급
② 난방 가동
③ 냉방 가동
④ 조도 조절
⑤ 적절한 환기

47 수질오염지표검사에 대한 설명으로 옳은 것은?

① BOD나 COD가 높을수록 맑은 물이다.
② 용존 산소량과 수온과는 상관관계가 없다.
③ 물에 녹아 있는 산소는 부유물질이 많으면 증가한다.
④ 생물학적 산소요구량이 높으면 용존 산소량이 증가한다.
⑤ 플랑크톤이 많고 염분이 높을수록 용존 산소량이 감소한다.

48 다음에서 설명하는 생활폐기물 처리 방법은?

> • 비용이 저렴하여 우리나라에서 가장 많이 사용하는 생활폐기물 처리 방법이다.
> • 당일 15~20cm 이상 복토를 실시해야 한다.
> • 악취나 해충을 예방할 수 있으나 지하수를 오염시키는 문제가 있다.

① 소각법   ② 매립법
③ 퇴비법   ④ 투기법
⑤ 고형화법

49 세균성 식중독 중에서 감염형 균으로 옳은 것은?

① 웰치균
② 살모넬라균
③ 포도상구균
④ 아미그달린
⑤ 보툴리누스균

50 갑작스런 감압에 의해 발생하는 질환은?

① 진폐증
② 잠함병
③ 새집증후군
④ 미나마타병
⑤ VDT증후군

제 3 과목 공중보건학개론

51 유방암 자가검진은 질병의 예방단계 중 어느 단계에 해당하는가?

① 1차 예방
② 2차 예방
③ 3차 예방
④ 재 활
⑤ 합병증 예방

52 어떤 한 지역에만 국한되지 않고 동시에 세계적으로 퍼지는 감염병 발생 양상으로 옳은 것은?

① 주기성(periodic)

② 토착성(endemic)

③ 산발성(sporadic)

④ 유행성(epidemic)

⑤ 범유행성(pandemic)

53 민물고기를 생식하는 경우 감염되는 기생충으로 옳은 것은?

① 무구조충

② 유구조충

③ 사상충

④ 간디스토마

⑤ 폐디스토마

54 병원체의 탈출 경로가 호흡기계인 질병으로 옳은 것은?

① 임 질

② 콜레라

③ 장티푸스

④ 인플루엔자

⑤ 쯔쯔가무시증

55 다음 설명에 해당하는 것은?

> 임신 20주 이후 수직 감염되어 유산, 사산, 선천성 기형 등을 초래하므로 조기발견을 통한 치료가 매우 중요하다.

① 매 독

② 풍 진

③ 임 질

④ 헤르페스

⑤ 톡소플라스마증

56 부양비에 대한 설명으로 옳은 것은?

① 노령화 사회일수록 총부양비가 높지 않다.

② 총인구수에 대한 비경제활동 인구의 비이다.

③ 총부양비가 낮을수록 경제발전에 어려움이 따른다.

④ 노년부양비는 15~64세 인구에 대한 65세 이상 인구의 비이다.

⑤ 경제활동 인구는 15~64세 인구 + 노년인구(65세 이상 인구)를 더한 것이다.

57 모자보건사업의 지표 중 신생아사망률의 분모로 옳은 것은?

① 특정 연도의 임산부 수

② 특정 연도의 영유아 수

③ 특정 연도의 출생아 수

④ 특정 연도의 신생아 사망 수

⑤ 특정 연도 생후 28일 미만의 사망아 수

58 모자보건사업의 중요성이 강조되는 이유는?

① 아동은 다른 연령층에 비해 질병 감수성이 낮기 때문이다.

② 모자보건 대상은 전체 인구의 약 30%를 차지하기 때문이다.

③ 질병의 지속적 관리에도 불구하고 효과는 미비하기 때문이다.

④ 아동은 질병에 쉽게 노출되고, 치료해도 만성화되기 때문이다.

⑤ 아동의 건강은 다음 세대의 국민건강에 영향을 끼치기 때문이다.

59 선천성 대사이상 무료 검사 항목으로 옳은 것은?

① 페닐케톤뇨증

② 청력 선별검사

③ 갑상선기능항진증

④ 고관절 이형성증 검사

⑤ 선천성 부신기능저하증

60 출생 후 1개월 이내 신생아가 해야 하는 예방접종은?

① 결 핵　　　　② 수 두

③ 풍 진　　　　④ 백일해

⑤ 파상풍

61 다음에서 설명하는 지역사회 간호사의 역할은?

> 개인, 가족, 지역사회 등의 건강소비자들의 입장에서 의견을 제시함으로써 권리를 찾을 수 있도록 지지해 준다.

① 조정자　　　　② 대변자

③ 상담자　　　　④ 교육자

⑤ 간호제공자

62 다음에 해당하는 방어기제의 유형은?

> 자신의 결점이나 받아들일 수 없는 행동에 대한 책임을 남에게 돌리는 것

① 회 피　　　　② 퇴 행

③ 승 화　　　　④ 해 리

⑤ 투 사

63 만성질환의 예방 및 관리에서 1차 예방에 해당하는 것은?

① 건강검진 및 자가검진

② 재활치료를 통한 기능회복

③ 발병 예방과 위험요인 제거

④ 정상생활 및 사회생활 복귀 촉진

⑤ 조기진단과 치료를 통한 관리 악화 방지

64 알코올 중독 환자가 "잠을 자기 위해서는 술을 마셔야 돼요."라고 하였다. 이 환자의 방어기제로 옳은 것은?

① 회 피   ② 부 정

③ 보 상   ④ 합리화

⑤ 반동형성

65 「의료법」상 간호조무사가 될 수 있는 사람은?

① 정신질환자

② 대마 중독자

③ 피성년후견인

④ 금고 이상의 형을 선고받고 그 형의 집행이 종료된 자

⑤ 금고 이상의 형을 선고받고 집행을 받지 아니 하기로 확정되지 아니한 자

66 「정신건강증진 및 정신질환자 복지서비스 지원에 관한 법률」상 다음에서 설명하는 입원의 종류는?

> 정신질환자만 입원이 가능하며 본인의 입원의사와 함께 보호의무자 1인의 입원동의가 필요하다. 또 한, 환자가 보호의무자 동의 없이 퇴원을 신청하고 전문의 진단결과 환자의 치료와 보호 필요성이 있 는 경우에는 퇴원 신청을 받은 때부터 72시간 동 안 정신의료기관의 장이 퇴원을 제한할 수 있다.

① 자의입원

② 동의입원

③ 응급입원

④ 보호의무자에 의한 입원

⑤ 시장 · 군수 · 구청장에 의한 입원

67 「혈액관리법」상 영구적 헌혈금지약물로 옳은 것은?

① 태반주사제

② 아시트레틴 성분의 약물

③ 피나스테라이드 성분의 약물

④ 두타스테라이드 성분의 약물

⑤ 에트레티네이트 성분의 약물

68 「감염병의 예방 및 관리에 관한 법률」상 예방접종 의 효과에 관한 역학조사를 실시하여야 하는 사 람으로 옳은 것은?

① 보건소장

② 시 · 도지사

③ 질병관리청장

④ 보건복지부장관

⑤ 시장 · 군수 · 구청장

69 「구강보건법」상 국민구강건강실태조사는 정기적 으로 몇 년마다 실시하여야 하는가?

① 매 년

② 2년

③ 3년

④ 4년

⑤ 5년

70 「결핵예방법」상 다음에 해당하는 용어는?

> 결핵에 감염되어 결핵감염검사에서 양성으로 확인되었으나 결핵에 해당하는 임상적, 방사선학적 또는 조직학적 소견이 없으며 결핵균검사에서 음성으로 확인된 자

① 결핵환자
② 결핵의사환자
③ 전염성결핵환자
④ 잠복결핵감염자
⑤ 전염성결핵환자 접촉자

제 **4** 과목 실기

71 성인의 체온을 측정하는 방법으로 옳은 것은?

① 식후 또는 운동 후에는 체온이 낮아질 수 있다.
② 호흡기 질환자는 구강체온을 재는 것이 바람직하다.
③ 적외선 피부체온계는 환자의 눈을 향하도록 하여 약 3분간 측정한다.
④ 고막체온을 측정할 때 귀를 후하방으로 살짝 당겨 외이도가 일직선이 되도록 한다.
⑤ 액와체온을 측정할 때 땀이 있으면 체온이 낮게 나올 수 있으므로 땀을 두드려 말린 후 측정한다.

72 심질환 노인의 맥박을 정확하게 측정할 수 있는 부위는?

① 심첨맥박
② 요골맥박
③ 족배맥박
④ 상완맥박
⑤ 슬와맥박

73 다음 중 호흡에 대한 설명으로 옳은 것은?

① 모르핀은 호흡을 상승시킨다.
② 호흡조절 중추는 시상하부이다.
③ 남성과 아기는 복식호흡으로 측정한다.
④ 활력징후는 체온 → 혈압 → 호흡 → 맥박 순으로 측정한다.
⑤ 호흡 측정 전에 환자에게 충분히 설명하고, 측정 중에는 긴장을 풀기 위해 계속해서 대화한다.

74 혈압측정 방법으로 옳은 것은?

① 혈압 재측정은 1시간 후부터 가능하다.
② 팔을 심장과 같은 높이에 두고 측정한다.
③ 커프의 공기는 10mmHg/초의 속도로 뺀다.
④ 요골동맥에 청진기를 대고 움직이지 않게 고정한다.
⑤ 혈압계 눈금이 200~240mmHg까지 올라가도록 공기를 넣는다.

75 좌심실이 수축했을 때 가장 높은 혈액의 압력을 무엇이라 하는가?

① 맥 압
② 고혈압
③ 심첨맥박
④ 수축기압
⑤ 이완기압

76 비위관영양을 할 때 레빈 튜브의 삽입 길이로 옳은 것은?

① 귀에서 쇄골까지의 길이

② 코에서 검상돌기까지의 길이

③ 입에서 코, 코에서 귀까지의 길이

④ 코에서 귀, 귀에서 검상돌기까지의 길이

⑤ 입에서 검상돌기, 검상돌기에서 배꼽까지의 길이

77 섭취량과 배설량 측정 시 배설량에 포함되는 것은?

① 출 혈

② 수 액

③ 수 혈

④ 경미한 발한

⑤ 위관영양액

78 움직일 수 없는 환자에게 변기를 대주는 방법으로 옳은 것은?

① 환자 양옆에서 허리를 들어 올려 변기를 대준다.

② 변기는 체온보다 5~10℃ 낮은 상태로 제공한다.

③ 측위 자세에서 변기를 대주고 앙와위 자세로 변경한다.

④ 환자 어깨와 골반을 잡아 돌려 복위 자세로 만들어 변기를 대준다.

⑤ 몸을 전혀 움직일 수 없는 환자에게는 기저귀를 채워주는 방법밖에 없다.

79 유치도뇨를 실시할 때 여성과 남성의 체위로 옳은 것은?

	여 성	남 성
①	측 위	좌 위
②	슬흉위	심스위
③	반좌위	절석위
④	앙와위	배횡와위
⑤	배횡와위	앙와위

80 인공배뇨를 실시할 때 간호보조활동으로 옳은 것은?

① 소변주머니는 심장 높이에 고정한다.

② 소변이 나오는 시점에 유치도뇨관을 10cm 더 삽입한다.

③ 도뇨관은 바닥에 떨어지지 않도록 침상 난간에 고정한다.

④ 여성은 항문에서 요도 방향으로 아래에서 위로 소독한다.

⑤ 남성은 음경을 잡고 포피를 당겨 요도구 바깥으로 소독한다.

81 120℃에서 30분간 고압증기를 이용하여 멸균하여야 하는 물품으로만 짝지어진 것은?

① 카테터, 유리

② 파우더, 플라스틱

③ 바셀린 거즈, 내시경

④ 스테인리스 곡반, 가운

⑤ 외과용 주사기, 도뇨관

82 혈액 또는 체액으로 인한 감염 우려가 있는 대상자를 처치하는 방법으로 옳은 것은?

① 감염 우려가 있는 대상자를 접촉할 때 장갑, 마스크, 가운을 착용한다.

② 사용한 주삿바늘에 찔린 경우 멸균수건으로 피를 닦아내고 밴드를 붙인다.

③ 주삿바늘 뚜껑은 가운 주머니에 넣고 있다가 주사를 사용하자마자 꺼내서 닫아준다.

④ 대상자의 체액이 점막에 튄 경우 손에 생리식염수를 몇 방울 떨어뜨려 점막에 비빈다.

⑤ 사용한 주삿바늘, 칼날 등을 바닥에 떨어뜨린 경우는 장갑을 낀 손으로 빠르게 줍는다.

83 다음 그림에서 상처를 소독하는 방향과 순서를 올바르게 나열한 것은?

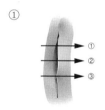

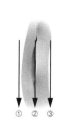

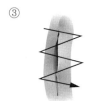

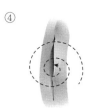

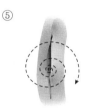

84 신생아 목욕 방법으로 옳은 것은?

① 열이 나는 날에는 목욕을 피한다.

② 발에서 시작해 머리 방향으로 닦아 준다.

③ 일정한 시간에 20~30분 내로 목욕을 마친다.

④ 목욕을 마친 후에는 기저귀를 먼저 채우고 옷을 입힌다.

⑤ 미숙아는 따뜻한 물을 받아놓은 통 안에 눕혀서 씻겨 준다.

85 수액을 맞고 있는 왼쪽 편마비 대상자에게 단추가 있는 옷을 입힐 때의 간호보조활동으로 옳은 것은?

① 맨 처음 건강한 쪽(오른쪽)의 팔을 낀다.

② 대상자를 마비된 쪽(왼쪽)으로 돌아눕게 한다.

③ 등 뒤쪽에 펼쳐져 있는 상의의 소매 부분을 계단식으로 접어놓는다.

④ 바로 누운 자세에서 수액을 먼저 마비된 쪽(왼쪽) 소매 안에서 밖으로 빼서 건다.

⑤ 마지막으로 마비된 쪽(왼쪽) 팔을 끼우고 단추를 잠근다.

86 환자의 구강관리를 위한 간호보조활동으로 옳은 것은?

① 치약을 묻힌 칫솔을 치아에 대고 옆으로 닦는다.

② 의식이 없는 환자는 앙와위 자세를 취하게 한다.

③ 윗니, 아랫니, 혀, 입천장, 어금니 안쪽 등의 순서로 닦는다.

④ 부드러운 칫솔모보다 딱딱한 칫솔모로 잇몸 마사지를 하게 한다.

⑤ 의식이 없는 환자는 일회용 스펀지 브러시를 물에 적셔 입 안을 닦아낸다.

87 전신마비 환자의 관절 유연성을 유지하기 위한 운동의 종류로 옳은 것은?

① 능동운동
② 수동운동
③ 등장성 운동
④ 등척성 운동
⑤ 등속성 운동

88 평지를 이동하거나 계단을 내려갈 때의 지팡이 보행 순서로 올바른 것은?

① 건강한 다리 → 아픈 다리 → 지팡이
② 지팡이 → 아픈 다리 → 건강한 다리
③ 지팡이 → 건강한 다리 → 아픈 다리
④ 아픈 다리 → 지팡이 → 건강한 다리
⑤ 건강한 다리 → 지팡이 → 아픈 다리

89 다음 상황에 필요한 체위를 올바르게 연결한 것은?

① 쇼크 – 슬흉위
② 관장 시 – 심스위
③ 분만 시 – 반좌위
④ 태아위치 교정 – 골반고위
⑤ 남성 인공도뇨 시 – 절석위

90 소양증 환자에게 적용하는 보호대로 옳은 것은?

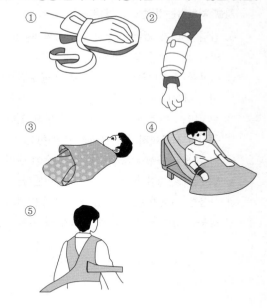

91 환자에게 얼음주머니를 제공할 때 주의해야 할 사항으로 옳은 것은?

① 환부에 2시간 이상 적용한다.
② 얼음주머니를 얇은 비닐로 감싼 후 적용한다.
③ 주머니에 물을 1/2 정도 넣고 나머지는 공기로 채운다.
④ 얼음을 호두알 크기로 깬 후 물에 씻어 각진 부분을 없앤다.
⑤ 사용 후에는 내부와 외부의 물기를 제거하고 말아서 보관한다.

92 수술 전 병동과 수술실에서의 간호보조활동으로 옳은 것은?

① 수술실의 기구의 수와 수술실의 청결을 확인한다.
② 환자와 보호자 이름, 주소가 적힌 팔찌를 착용시킨다.
③ 제왕절개 환자는 상부는 유두선부터 하부는 배꼽 위까지 삭모한다.
④ 수술실에서 손 소독 후 손끝은 항상 골반 아래에 위치하도록 유지한다.
⑤ 수술 전에 화장실을 다녀오게 하고, 수술 후 24시간 동안 소변을 참게 한다.

93 전신마취에서 깨어난 환자에게 심호흡과 기침을 시키는 이유는?

① 지 혈
② 혈전 예방
③ 폐렴 예방
④ 욕창 예방
⑤ 자연배뇨 유도

94 X선을 이용한 검사에 대한 설명으로 옳은 것은?

① 흉부 엑스레이 검사는 8시간 이상의 금식이 필요하다.
② 검사를 위해 투여하는 조영제(바륨)는 분변매복 부작용이 있다.
③ 정맥신우 촬영 직전 수분을 최대한 섭취하여 방광을 비운다.
④ 흉부 엑스레이를 통해 식도, 위, 십이지장의 병변을 확인한다.
⑤ 상부위장관 촬영을 앞둔 환자가 간식을 섭취했을 경우 위세척 실시 후 검사를 한다.

95 반응이 없는 대상자에게 심폐소생술을 시행할 때 옳은 방법은?

① 심정지 후 4분 이내 시행한다.
② 흉골의 가장 하단에 위치한 칼돌기를 압박한다.
③ 압박 : 이완의 시간비율이 60 : 40이 되게 한다.
④ 대상자의 가슴이 약 2cm 눌릴 수 있게 압박한다.
⑤ 위 팽창이 눈으로 관찰될 정도로 숨을 불어넣어 인공호흡을 한다.

96 다음과 같은 증상을 보이는 대상자에게 해야 하는 응급처치는?

> • 목을 조르는 듯한 자세를 한다.
> • 갑자기 기침을 하며, 괴로운 표정을 한다.
> • 가슴 부위의 호흡운동이 보이지만, 공기의 흐름이 적거나 없다.

① 하임리히법을 반복하여 시행한다.
② 대상자를 꽉 붙잡고 조용히 기다린다.
③ 대상자의 머리 아래에 부드러운 것을 대준다.
④ 주변에 위험한 물건을 치운 후 호흡하게 한다.
⑤ 입을 손수건이나 거즈 등으로 가볍게 닦아낸다.

97 흡인 간호 시 주의사항으로 옳은 것은?

① 카테터는 24시간마다 교체한다.
② 1회 흡인 시간은 1분 이내로 제한한다.
③ 카테터 삽입 길이는 10~12cm가 적당하다.
④ 성인의 경우 150~200mmHg의 압력을 준수한다.
⑤ 의식이 있는 환자는 배횡와위, 의식이 없는 환자는 앙와위를 취해준다.

98 입원 환자에게 제공하는 침상에 대한 설명으로 옳은 것은?

① 고무포는 허리에서 무릎까지 오도록 편다.

② 심한 화상을 입은 환자에게 널빤지 침상을 제공한다.

③ 베갯잇의 터진 곳이 항상 출입문 쪽을 향하도록 유지한다.

④ 욕창이 생기지 않도록 밑 침구를 단단하게 잡아당겨 주름을 없앤다.

⑤ 밑홑이불의 솔기는 위로 가도록, 윗홑이불의 솔기는 아래로 가도록 준비한다.

99 환자 전동 시 약물 처리 방법으로 옳은 것은?

① 이동할 병동으로 보낸다.

② 남은 약은 모두 폐기한다.

③ 보호자가 집으로 가져간다.

④ 침상 위에 올려놓고 이동한다.

⑤ 봉투에 환자 등록번호를 써서 가까운 약국으로 보낸다.

100 노인성 난청 대상자와 이야기하는 방법으로 옳은 것은?

① 잘 들리도록 대상자의 귀 옆에서 이야기한다.

② 이야기를 시작할 때는 입 모양을 크게 하여 신호를 준다.

③ 보청기를 착용할 때는 입력은 낮게, 출력은 크게 조절한다.

④ 이야기를 할 때는 목소리를 최대한 크게 하여 의미 전달을 돕는다.

⑤ 말의 의미를 이해할 때까지 되풀이하여 말하고, 대화를 이해했는지 확인한다.

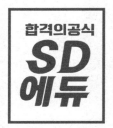

www.sdedu.co.kr

간호조무사 실전동형
봉투모의고사 제3회

응시번호		성 명	

간호조무사 실전동형 봉투모의고사 제3회

제 **1** 과목 **기초간호학 개요**

01 간호조무사가 직업윤리를 준수해야 하는 이유로 옳은 것은?

① 금전적인 보상이 뒤따른다.
② 환자의 불만을 없앨 수 있다.
③ 법적인 책임을 지지 않을 수 있다.
④ 직무 범위를 나의 능력껏 넓힐 수 있다.
⑤ 보건의료인으로 기쁨과 보람을 가져다준다.

02 안전한 병원 환경을 위한 관리 방법으로 옳은 것은?

① 눈 수술 이후에는 불을 켜지 않는다.
② 내복약과 소독제는 각각 따로 보관한다.
③ 바닥에 물이 있는 경우 마를 때까지 둔다.
④ 노인 환자의 경우 침대 난간을 내려놓는다.
⑤ 보관 중인 휠체어의 바퀴 잠금장치는 풀어 놓는다.

03 간호 기록의 작성 방법으로 옳은 것은?

① 볼펜으로 작성한다.
② 객관적 사실만을 자세하게 작성한다.
③ 간호 기록은 처치에 앞서 미리 작성한다.
④ 잘못 쓴 것은 수정액으로 지우고 작성한다.
⑤ 환자의 예후를 미래시제를 사용하여 작성한다.

04 업무 수행 시 사고발생을 예방하기 위한 방법으로 옳은 것은?

① 환자의 중요 물품은 책임지고 보관한다.
② 환자의 상황을 진단하고 그에 따른 처치를 수행한다.
③ 지시된 보조적 업무 외에 간호 업무를 보조 및 수행한다.
④ 환자에게 약을 잘못 주었을 때는 동료와 상의하여 바꿔준다.
⑤ 업무수행과정에서 의문이 있을 때에는 감독자와 의논하여 수행한다.

05 교감신경이 흥분되었을 때의 현상으로 옳은 것은?

① 동공 수축
② 혈압 감소
③ 맥박수 감소
④ 소화기관의 연동운동 억제
⑤ 방광 수축으로 인한 배뇨 촉진

06 비뇨기계의 배설 과정을 순서대로 옳게 나열한 것은?

① 신장 – 요관 – 요도 – 방광
② 신장 – 요관 – 방광 – 요도
③ 요관 – 요도 – 신장 – 방광
④ 신장 – 방광 – 요관 – 요도
⑤ 신장 – 요도 – 방광 – 요관

07 항히스타민제로 멀미약으로도 사용되며, 부작용으로 졸음 및 전신 권태감이 나타날 수 있는 약물은?

① 아스피린
② 에피네프린
③ 니트로글리세린
④ 아세트아미노펜
⑤ 드멘히드리네이트

08 수액 공급을 위한 혈관 확보를 위해 사용하는 주사 방법은?

① 피내주사
② 정맥주사
③ 피하주사
④ 근육주사
⑤ 골내주사

09 사구체 신염이 있는 환자에게 권장되는 식이는?

① 고염분 식이
② 고수분 식이
③ 저칼로리 식이
④ 저단백질 식이
⑤ 저탄수화물 식이

10 임신 후기에 특별히 더 섭취해야 하는 영양소는?

① 철 분
② 엽 산
③ 지 방
④ 비타민
⑤ 탄수화물

11 충치 치료 시 충치 부분을 제거할 때 쓰이는 기구는?

① 타구(spittoon)
② 핀셋(pincette)
③ 브래킷(bracket)
④ 핸드피스(handpiece)
⑤ 스푼 익스카베이터(spoon excarbator)

12 유치와 혼동하기 쉬우며, 양치질이 원활하지 않아 충치 발생 위험이 높은 치아는?

① 송곳니
② 하악중절치
③ 제1대구치
④ 제2대구치
⑤ 제3대구치

13 침을 놓은 과정에서 일시적인 긴장감으로 침을 돌릴 수도 뺄 수도 없는 상태에 해당하는 것은?

① 훈 침
② 절 침
③ 체 침
④ 혈 종
⑤ 만 침

14 한방치료 중 수치료법에 대한 설명으로 옳은 것은?

① 심장에서 가까운 곳부터 적신다.
② 발한으로 노폐물 배설을 촉진한다.
③ 동서고금의 공통적인 치료방법이다.
④ 냉탕은 16℃, 온탕은 52℃ 전후로 조절한다.
⑤ 고령자의 경우 온도 차이를 10℃ 내외로 조절한다.

15 자궁 내 감염으로 인해 발생하는 유산에 해당하는 것은?

① 패혈유산
② 계류유산
③ 절박유산
④ 습관적 유산
⑤ 불가피유산

16 산소포화도의 정상 범위로 옳은 것은?

① 95~100%
② 91~94%
③ 81~90%
④ 80% 이하
⑤ 70% 미만

17 진단검사의 간호보조활동으로 옳은 것은?

① 검사 후, 합병증에 대해 설명한다.
② 검체물은 채취 후 지체 없이 냉장보관한다.
③ 검사 중 이상 반응 확인 시 우선 기록해둔다.
④ 멸균검사인 경우 외과적 무균상태를 유지한다.
⑤ 스크린 등을 활용하여 체액 분비물 접촉을 막는다.

18 만성질환에 대한 설명으로 옳은 것은?

① 생활습관과 관련이 깊다.
② 발생률이 유병률보다 높다.
③ 질병의 진행속도가 빠른 편이다.
④ 평균수명의 증가로 계속 감소 추세이다.
⑤ 1개월 이상 질병이 회복되지 않는 것이다.

19 고혈압 환자의 교육내용으로 옳은 것은?

① 저염식, 저지방식 식이를 한다.
② 약물은 고혈압 증상이 느껴질 때마다 복용한다.
③ 혈압 강하에는 이뇨제 및 혈관 수축제가 도움된다.
④ 진단 시 지체 없이 본인에게 맞는 약물을 선정한다.
⑤ 약 복용 시 체중 조절 및 운동은 병행하지 않아도 된다.

20 갑상선기능저하증 환자의 간호보조활동으로 옳은 것은?

① 고칼로리식을 제공한다.
② 카페인 섭취를 금지한다.
③ 발한이 있어 피부간호가 필요하다.
④ 체온 유지를 위해 담요를 제공한다.
⑤ 신경과민이 나타나므로 조용한 1인실을 제공한다.

21 A형 간염 환자의 간호보조활동으로 옳은 것은?

① 고지방식을 제공한다.
② 수분섭취를 제한한다.
③ 환자와 함께 식사한다.
④ 혈액을 통한 감염에 주의한다.
⑤ 환자가 사용한 식기는 끓인 후 씻는다.

22 코피가 나는 환자에게 필요한 조치로 옳은 것은?

① 온찜질을 해준다.
② 고개를 들도록 한다.
③ 비강호흡을 하게 한다.
④ 콧등 중앙을 양쪽으로 지혈한다.
⑤ 입안으로 들어온 코피는 삼키게 한다.

23 임산부에게 매독균이 발견되었을 때, 즉각 치료해야 하는 이유는?

① 완치가 쉽지 않기 때문이다.
② 전염성이 매우 높기 때문이다.
③ 임신중독증을 유발하기 때문이다.
④ 임산부의 사망률이 높기 때문이다.
⑤ 태아를 감염시킬 수 있기 때문이다.

24 정상분만 후, 산모가 오한을 호소할 때 옳은 간호조치는?

① 하지를 올려준다.
② 냉찜질을 해준다.
③ 열램프를 회음부에 쪼여준다.
④ 더운물 주머니를 복부에 올려준다.
⑤ 담요를 덮어주고 따뜻한 물을 제공한다.

25 초유에 대한 설명으로 옳은 것은?

① 출산 이후 2~3주까지 분비된다.
② 신생아의 콩팥 기능에 맞게 묽고 흰색이다.
③ 면역글로불린 등의 면역 성분의 함유 농도가 낮다.
④ 성숙유보다 단백질, 비타민 A 등의 함량이 더 적다.
⑤ 완화제 역할을 하여 태변을 빨리 배출시키는 데 도움이 된다.

26 일반적인 신생아의 간호보조활동으로 옳은 것은?

① 신생아실의 온도는 22~26℃가 적당하다.
② 출산 후 48시간 내 태변 배출을 확인한다.
③ 신생아의 제대 소독은 물과 비누를 이용한다.
④ 머리를 높여 기도 내 점액 배출을 원활히 한다.
⑤ 생리적 황달이 나타난 경우 즉시 의사에게 보고한다.

27 고열로 입원한 소아환자에 대한 처치로 옳은 것은?

① 발을 얼음물에 담그게 한다.
② 15~20분 정도 미온수로 닦아준다.
③ 탈수를 확인하고 수분섭취를 제한한다.
④ 70% 알코올로 알코올 마사지를 해준다.
⑤ 체온보다 10℃ 낮은 미온수로 닦아준다.

안심Touch

28 무릎에 열상을 입고 흙이 묻은 상태로 병원에 내원한 환아에게 필요한 우선 조치는?

① 연고를 발라준다.
② 상처를 봉합한다.
③ 파상풍 주사를 놓는다.
④ 상처에 거즈드레싱을 한다.
⑤ 상처부위를 멸균 식염수로 세척한다.

29 영유아기의 구강 관리에 대한 설명으로 옳은 것은?

① 처음 나오는 유치는 상악유중절치이다.
② 생후 1년이 지나면 칫솔질을 시작한다.
③ 2~3세 이전에는 치약 없이 칫솔만 사용한다.
④ 이가 나기 전부터 젖은 거즈로 잇몸을 닦아준다.
⑤ 혼자 칫솔을 사용하는 시기는 2~3세가 적절하다.

30 노인의 안전을 위한 환경관리 방법으로 옳은 것은?

① 미끄럼 방지 패드를 깔아놓는다.
② 서늘한 환경을 유지하여 졸음을 방지한다.
③ 푹신한 소파를 두어 편히 쉴 수 있게 한다.
④ 심리적 안정을 위해 실내조명을 어둡게 한다.
⑤ 욕실에 턱을 만들어 물기가 밖으로 나오지 않게 한다.

31 노화에 따른 피부의 변화로 옳은 것은?

① 손, 발톱이 얇아진다.
② 피하지방이 증가한다.
③ 피지선의 분비량이 증가한다.
④ 피부가 얇아지고 탄력성이 증가한다.
⑤ 머리카락이 얇아지고 머리숱이 감소한다.

32 노인의 심혈관계의 변화로 옳은 것은?

① 심근의 크기 증가
② 1회 심박출량 증가
③ 말초혈관의 저항 감소
④ 수축기, 압축기 혈압의 감소
⑤ 혈관 탄력성 감소로 인한 정맥류 증가

33 벌에 물린 경우 응급처치 방법으로 옳은 것은?

① 갈증 예방을 위해 수분을 공급한다.
② 핀셋이나 족집게로 벌침을 제거한다.
③ 말벌 독은 산성이므로 암모니아 등으로 중화시킨다.
④ 부종이 심할 경우 물린 부위를 낮게 한 후 안정시킨다.
⑤ 벌에 물린 뒤 30분 정도 알레르기 반응이 있는지 관찰한다.

34 출혈이 심한 환자의 응급처치 방법으로 옳은 것은?

① 손바닥으로 직접 압박한다.
② 가장 먼저 지혈대를 사용한다.
③ 상처부위를 심장보다 낮게한다.
④ 상처부위의 이물질을 제거한다.
⑤ 지혈제를 뿌려 출혈을 멎게 한다.

35 귀에 이물이 들어갔을 때 응급처치 방법으로 옳은 것은?

① 콩이 들어간 경우 물을 넣는다.
② 곤충이 들어간 경우 족집게를 넣어 꺼낸다.
③ 곤충이 들어간 경우 해충제를 면봉에 묻혀 넣는다.
④ 금속물이 들어간 경우 기름을 조금 넣고 귀를 밑으로 한다.
⑤ 물이 들어간 경우 들어간 쪽 귀를 위로 하여 한 발로 뛴다.

제 **2** 과목　보건간호학 개요

36 WHO와 미국공중보건협회(APHA)에서 공통적으로 가장 중요하게 여기는 것은?

① 보건검사
② 보건교육
③ 모자보건
④ 감염병 관리
⑤ 의료보험 관리

37 보건교육 계획 수립 및 내용 선정 시 고려해야 할 사항으로 옳은 것은?

① 교육의 목표는 광범위하게 설정한다.
② 실천할 수 있는 교육 내용을 선정한다.
③ 교육내용은 교육자의 요구에 따라 선정해야 한다.
④ 보건교육 후 사업에 대한 평가를 실시하지 않아도 된다.
⑤ 보건교육은 전문적인 용어를 사용하여 교육의 질을 높인다.

38 다음과 같은 평가의 유형은 어디에 해당하는가?

> 학생들에게 기본소생술을 교육한 후, 필기 점수 상위 10% 이내의 학생들에게 상장을 수여하였다.

① 절대평가
② 진단평가
③ 구조평가
④ 영향평가
⑤ 상대평가

39 보건교육의 내용 선정 시 우선적으로 고려해야 할 사항으로 가장 알맞은 것은?

① 교육 대상자의 수
② 교육 장소 및 시설
③ 교육자의 대상 연령
④ 교육 대상자의 교육수준
⑤ 피교육자의 흥미 및 관심

40 우리나라 보건소에 관한 설명으로 옳은 것은?

① 중앙보건행정조직에 해당한다.
② 2년마다 지역보건의료계획을 수립한다.
③ 건강 친화적인 지역사회 여건 조성의 업무를 수행한다.
④ 「농어촌 등 보건의료를 위한 특별조치법」에 따라 설치한다.
⑤ 읍·면에 보건소 설치로 지역주민의 접근이 용이하다.

41 보건의료전달체계의 구성요소 중 보건의료정책 및 관리에 해당하는 것은?

① 공공재원
② 건강증진
③ 비정부기관
④ 인력 · 시설 · 지식
⑤ 지도력, 의사결정, 규제

42 수정체 수술을 받은 환자가 미리 책정된 진료비를 지불했다. 이 진료비 지불 제도에 대한 특징으로 옳은 것은?

① 과잉진료비 억제
② 의료 연구의 증진
③ 의료인의 자율성 보장
④ 적극적 의료서비스 제공
⑤ 신(新)의료기술 및 신약개발 등에 기여

43 우리나라의 사회보장에 관한 설명으로 가장 옳은 것은?

① 고용보험은 의료보장에 속한다.
② 국민연금은 의료보장에 속한다.
③ 국민건강보험은 소득보장에 속한다.
④ 기초생활보장은 소득보장과 의료보장 모두에 속한다.
⑤ 국가가 국민에게 소득과 의료를 책임지고 보장하는 것이다.

44 공공부조에 해당하는 것은?

① 의료급여
② 국민연금
③ 산재보험
④ 고용보험
⑤ 국민건강 보험

45 우리나라 노인 장기요양보험제도의 서비스 대상자는?

① 결핵으로 6개월 이상 일상생활 수행이 어려운 64세
② 파킨슨병으로 6개월 이상 일상생활 수행이 어려운 59세
③ 뇌혈관질환으로 5개월 동안 일상생활 수행이 어려운 40대
④ 코로나19로 한 달 동안 일상생활 수행이 어려운 63세
⑤ 조현병으로 6개월 이상 일상생활 수행이 어려운 62세

46 1차 대기오염물질에 해당하는 것은?

① 오 존
② 황 산
③ 질 산
④ 스모그
⑤ 일산화탄소

47 음용수의 수질 기준으로 옳은 것은?

① 탁도 − 5.0NTU

② pH − 4.0 ~ 5.7

③ 잔류염소 − 0.9ppm 이하

④ 분원성대장균군 − 불검출/100mL

⑤ 일반 세균 − 1,000CFU 미만/1mL

48 실온에 방치된 생크림 케이크를 먹고 걸릴 수 있는 식중독균으로 옳은 것은?

① 웰치균

② 살모넬라균

③ 포도상구균

④ 보툴리누스균

⑤ 장출혈성대장균

49 식품의 보존법 중 물리적 보존법은?

① 당장법

② 건조법

③ 산장법

④ 염장법

⑤ 방부제 첨가법

50 근로자 작업환경의 유해인자 관리 방법에 대한 설명으로 옳은 것은?

① 석면을 식물성 섬유로 바꾸는 것은 대치에 해당한다.

② 탄광에서 방진마스크를 사용하는 것은 환기에 해당한다.

③ 머리를 보호하기 위해 안전모를 착용하는 것은 격리에 해당한다.

④ 작업장에 후드를 설치하여 오염된 공기를 배출하는 것은 교육에 해당한다.

⑤ 기계 작동을 원격조정이나 자동화하는 것은 적합한 보호구를 이용하는 것에 해당한다.

제**3**과목 **공중보건학개론**

51 질병 발생의 요인 중 숙주요인으로 옳은 것은?

① 기 후

② 인 종

③ 독 력

④ 병원력

⑤ 감염력

52 다음 중 개념 정의가 옳은 것은?

① 현성감염 − 증상이 있는 감염

② 감염 − 병원체가 숙주에 존재하는 상태

③ 중복감염 − 숙주가 면역이 떨어질 때 감염되는 상황

④ 민감기 − 병원체가 침범해서 증상이 나타나기 전까지 기간

⑤ 환자 − 감염원이 체내 침입해서 유사한 증상이 있고, 결과가 나오기 전 단계

53 질병의 자연사 단계 중 사람이 질병에 걸리지 않은 시기로 건강증진과 위생개선 등이 필요한 때는?

① 회복기
② 비병원성기
③ 불현성 감염기
④ 발현성 감염기
⑤ 중증도 발현성 감염기

54 고열과 심한 설사, 혈액과 농이 섞인 점액성 혈변이 나타나는 감염성 질환으로 옳은 것은?

① 황 열
② 공수병
③ 말라리아
④ 일본뇌염
⑤ 세균성 이질

55 다음 중 바이러스성 질환으로만 이루어진 것은?

① 풍진, 소아마비, 천연두
② 성홍열, 폐결핵, 천연두, 아구창
③ 콜레라, 홍역, 뇌막염, 디프테리아
④ 풍진, 홍역, 세균성 이질, 유행성이하선염
⑤ 성홍열, 소아마비, 유행성이하선염, 백일해

56 WHO(세계보건기구)에서 제시한 건강수준의 비교척도인 보건지표로 가장 중요한 것은?

① 발생률
② 유병률
③ 조사망률
④ 모성사망률
⑤ 영아사망률

57 「모자보건법」상 모자보건 사업 대상자로 옳은 것은?

① 폐경기 여성
② 염색체 이상이 있는 성인
③ 출생 후 28일 이내 신생아
④ 분만 후 6개월 이상인 여성
⑤ 신체발육이 양호한 채로 출생한 영유아

58 영유아 건강관리에서 신생아의 건강진단 기간은?

① 수시로 관리
② 1년마다 1회
③ 2년마다 1회
④ 3개월마다 1회
⑤ 6개월마다 1회

59 보건소의 정신건강증진사업으로 옳은 것은?

① 정신건강질환자들의 치료사업
② 위기상황 시 타 기관과의 연계
③ 정신건강질환자의 사회복귀 조정
④ 일반병원과 정신병원시설의 격리사업 추진
⑤ 정신건강질환자의 사회복귀를 위한 예산 편성

60 다음에 해당하는 정신재활 프로그램은?

- 외래치료와 입원치료의 중간 형태로 증상이 호전된 후 사회복귀를 위해 사용할 수 있는 중재 프로그램
- 재발의 위험 및 재입원율이 낮고, 사회복귀를 위한 사회적응 훈련

① 낮병원 프로그램
② 사례관리 프로그램
③ 자조집단 프로그램
④ 직업재활 프로그램
⑤ 사회기술훈련 프로그램

61 생명을 위협할 정도의 극심한 스트레스를 경험한 후 발생하는 심리적 반응은?

① 조현병
② 강박 장애
③ 양극성 장애
④ 범불안 장애
⑤ 외상 후 스트레스 장애

62 노인장기요양 3등급 판정 대상자의 가족이 부득이한 경우 수급자를 하루 중 일정기간 동안 장기요양기관에 보호하여 신체활동 지원 등을 제공하는 재가급여는?

① 방문간호
② 단기보호
③ 방문목욕
④ 방문요양
⑤ 주·야간 보호

63 가정방문을 계획할 때 가정방문의 순서로 옳게 된 것은?

① 신생아 – 임산부 – 학령기 아동 – 결핵환자 – 성병환자
② 신생아 – 임산부 – 학령기 아동 – 성병환자 – 결핵환자
③ 임산부 – 성병환자 – 신생아 – 학령기 아동 – 결핵환자
④ 임산부 – 신생아 – 학령기 아동 – 성병환자 – 결핵환자
⑤ 임산부 – 성병환자 – 학령기 아동 – 신생아 – 결핵환자

64 현재 우리나라 노인 인구의 특성은?

① 노년부양비 감소
② 노인 인구 비율 감소
③ 노인 치매 유병률 감소
④ 노인 단독가구 비율 증가
⑤ 건강수명과 기대수명 일치

65 「정신건강증진 및 정신질환자 복지서비스 지원에 관한 법률」에서 응급입원을 제외하고 정신건강의학전문의의 대면 진단에 의하지 않고 정신질환자를 입원시켰을 때의 벌금으로 옳은 것은?

① 1년 이하 징역 천만원 이하 벌금
② 2년 이하 징역 2천만원 이하 벌금
③ 3년 이하 징역 3천만원 이하 벌금
④ 4년 이하 징역 4천만원 이하 벌금
⑤ 5년 이하 징역 5천만원 이하 벌금

66 「의료법」상 (A)은 간호조무사의 품위를 심하게 손상시키는 행위를 했을 경우 (B)년의 범위에서 면허자격을 정지시킬 수 있는가?

	A	B
①	보건복지부장관	1
②	시장·군수·구청장	1
③	보건복지부장관	3
④	시장·군수·구청장	3
⑤	보건복지부장관	5

67 「결핵예방법」상 결핵환자의 감염원을 조사하기 위해 사례조사를 실시하여야 하는 자는?

① 대통령
② 보건소장
③ 담당의사
④ 시·도지사
⑤ 질병관리청장

68 「혈액관리법」상 혈액관리업무를 할 수 있는 자가 아니면서 혈액관리업무를 한 자에 대한 벌칙은?

① 500만원 이하의 벌금
② 1천만원 이하의 벌금
③ 2년 이하의 징역 또는 1천만원 이하의 벌금
④ 3년 이하의 징역 또는 3천만원 이하의 벌금
⑤ 5년 이하의 징역 또는 5천만원 이하의 벌금

69 「구강보건법」상 영유아를 대상으로 구강보건교육과 구강검진을 실시하는 사람으로 옳은 것은?

① 보건소장
② 특별자치시장
③ 질병관리청장
④ 보건복지부장관
⑤ 대한구강보건협회장

70 「감염병의 예방 및 관리에 관한 법률」상 전파가능성을 고려하여 발생 또는 유행 시 24시간 이내에 신고하고 격리하여야 하는 감염병은?

① 페스트
② 디프테리아
③ 파라티푸스
④ 발진티푸스
⑤ 브루셀라증

제 4 과목 실기

71 신생아의 정상적인 활력징후 범위로 옳은 것은?

① 체온 – 36.5℃
② 맥박 – 80회/분
③ 호흡 – 90회/분
④ 호흡 – 흉식호흡
⑤ 최고혈압 – 110mmHg

72 맥박에 대한 설명으로 옳은 것은?

① 일반인의 정상 맥박 범위는 60~130회/분이다.

② 맥박의 횟수와 리듬, 강도, 규칙성 등을 확인한다.

③ 50회/분 이하를 서맥, 110회/분 이상을 빈맥이라고 한다.

④ 가장 일반적으로 측정하는 맥박부위는 관상동맥이다.

⑤ 맥결손은 심첨맥박과 족배맥박을 측정하여 차이를 확인한다.

73 다음 중 호흡조절 중추는 어느 부위인가?

① 소 뇌

② 중 뇌

③ 연 수

④ 뇌하수체

⑤ 시상하부

74 혈압측정에 대한 설명으로 옳은 것은?

① 맥압의 정상적인 범위는 50~100mmHg이다.

② 혈압측정 시 소리가 처음 들리는 지점을 이완기압이라고 한다.

③ 혈압측정 시 소리가 없어지는 지점을 수축기압이라고 한다.

④ 팔의 혈압은 슬와동맥에서, 다리의 혈압은 상완동맥에서 측정한다.

⑤ 커프를 감을 때 커프와 팔 사이에 손가락 하나가 들어갈 정도의 여유를 둔다.

75 위관영양 실시 후 환자에게 취하도록 해야 하는 자세로 옳은 것은?

① 복 위

② 반좌위

③ 양와위

④ 슬흉위

⑤ 심스위

76 환자에게 위관영양을 실시할 때의 간호보조활동으로 옳은 것은?

① 주입 시 환자에게 복위 자세를 취하게 한다.

② 영양액은 1분에 80mL 이상의 속도로 주입한다.

③ 영양액의 온도는 체온보다 약 10℃ 낮춰서 주입한다.

④ 영양액 주입 전과 후에 물을 주입하여 관이 막히는 것을 예방한다.

⑤ 잔류 음식물이 5~10cc 이상 남아있을 경우 의사 또는 간호사에게 보고한다.

77 섭취량과 배설량을 측정, 기록하는 방법으로 옳은 것은?

① 관찰자가 눈대중으로 확인하여 기록한다.

② 12시간마다 섭취량과 배설량을 확인한다.

③ 배설량보다 섭취량이 많으면 탈수가 일어날 수 있다.

④ 정상호흡으로 인한 수분손실은 배설량으로 기록한다.

⑤ 일정 시간마다 D, E, N으로 기록하고 밤번 간호사가 총량을 계산한다.

78 관장을 실시할 때 환자에게 취하도록 해야 하는 자세로 옳은 것은?

① 슬흉위
② 복와위
③ 배횡와위
④ 좌측 심스위
⑤ 트렌델렌버그 체위

79 자연배뇨를 실시할 때 간호보조활동으로 옳은 것은?

① 얼음주머니를 제공한다.
② 물 흐르는 소리를 들려준다.
③ 겨드랑이 림프절 마사지를 한다.
④ 카페인이 들어간 음료는 금지한다.
⑤ 소변을 최대한 참다가 한 번에 배출하도록 교육한다.

80 높은 수준의 소독이 요구되는 기구로 옳은 것은?

① 체온계
② 청진기
③ 혈압계
④ 후두경날
⑤ 이동식 변기

81 멸균 물품의 사용 방법으로 옳은 것은?

① 이동겸자는 8시간마다 교체한다.
② 멸균포의 모든 영역은 멸균영역으로 간주한다.
③ 혈액이 묻은 기구는 찬물에 세제를 풀어 세척한다.
④ 소독용기의 뚜껑을 바닥에 내려놓을 때는 뚜껑 겉면이 위로 향하게 한다.
⑤ 멸균용액을 사용할 때는 1~2mL 정도의 용액을 버리고 난 다음에 나오는 용액을 사용한다.

82 교차감염 예방 교육을 실시할 때 가장 강조해야 하는 것으로 옳은 것은?

① 손 씻기
② 영양제 선택법
③ 세탁물 소독법
④ 가운 및 장갑 착용
⑤ 적절한 물리치료 횟수

83 욕창의 각 단계에 대한 설명으로 옳은 것은?

① 1단계 : 누르거나 하는 자극에도 색의 변화가 없으나 열감은 있다.
② 2단계 : 피부가 벗겨지고, 물집이 생긴다.
③ 3단계 : 피부가 분홍색이나 푸른색을 띠며, 물집이 생긴다.
④ 4단계 : 깊은 욕창이 생기며 괴사 조직이 발생한다.
⑤ 5단계 : 괴사가 뼈와 근육에까지 진행된다.

84 치료적 목욕의 설명으로 옳은 것은?

① 소양증 환자는 알코올 목욕 또는 오일 목욕을 한다.

② 미온수 목욕 시 배탈을 일으킬 수 있는 복부 부위는 제외한다.

③ 치질 환자는 체온보다 2℃ 낮은 물에서 30분 이상 좌욕을 한다.

④ 해열을 목적으로 미온수 목욕을 실시할 때는 10분 간격으로 체온을 측정한다.

⑤ 노인 또는 아토피 등의 피부병을 앓고 있는 환자는 30~50%의 알코올로 닦아 준다.

85 의치 관리법에 대한 설명으로 옳은 것은?

① 의치를 뺄 때는 아래쪽 의치를 먼저 뺀다.

② 손에 의치세정제를 묻혀 닦아야 의치가 상하지 않는다.

③ 위생을 위해 의치는 일주일에 한 번 뜨거운 물에 삶는다.

④ 미온수나 찬물이 담긴 용기에 보관하여 의치의 변형을 막는다.

⑤ 잇몸에 대한 압박 자극에 적응하도록 잘 때도 의치는 계속 껴야 한다.

86 환자의 회음부 위생을 위한 간호보조활동으로 옳은 것은?

① 한 개의 솜으로 여러 번 깨끗하게 닦는다.

② 여성 환자는 심스위 자세를 취하도록 도와준다.

③ 여성 환자는 요도 → 소음순 → 대음순 순으로 닦는다.

④ 의식이 있는 환자는 가능한 스스로 닦을 수 있도록 한다.

⑤ 포경수술을 하지 않은 남성 환자는 음낭만 차가운 수건으로 닦는다.

87 수동적 관절범위 운동 시 간호보조활동으로 옳은 것은?

① 한 동작을 15분씩 5회 반복한다.

② 운동시킬 관절 옆에 가까이 선다.

③ 운동 전에 맥박을 측정하고 운동 후에 혈압을 측정한다.

④ 침상에 '운동 중'팻말을 붙이고 커튼과 문을 활짝 연다.

⑤ 환자의 체력 한계치 이상으로 운동시켜 근육을 강화한다.

88 휠체어 이동 시 상황별 작동법으로 옳은 것은?

① 엘리베이터를 탈 때는 앞으로, 내릴 때는 뒤로 향한다.

② 울퉁불퉁한 길에서는 뒷바퀴를 들어 올린 상태로 이동한다.

③ 문턱 등을 오를 때는 휠체어 앞에서 앞바퀴를 들어 옮긴다.

④ 내리막길을 갈 때는 휠체어를 뒤로 돌려 뒷걸음으로 내려간다.

⑤ 오르막길을 갈 때는 되도록 자세를 높이고 빠른 속도로 올라간다.

89 심장수술을 받은 환자의 호흡을 도와주는 체위로 옳은 것은?

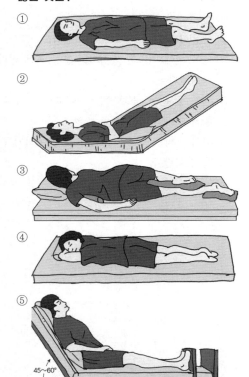

①
②
③
④
⑤
45~60°

90 환자에게 보호대를 착용시킬 때 주의해야 할 사항으로 옳은 것은?

① 3시간마다 15분간 보호대를 풀어준다.
② 침대 본체가 아닌 침대 다리 또는 난간에 묶는다.
③ 보호자에게만 보호대 착용 동의를 받는다.
④ 응급상황에서 쉽게 풀 수 있는 고리 매듭을 사용한다.
⑤ 식사 시간을 제외한 모든 시간 동안 보호대를 착용하도록 한다.

91 편도절제술 후 인후통을 호소하는 환자에게 적용하여 도움을 줄 수 있는 것은?

① 얼음칼라
② 목 보호대
③ 수용성 윤활제
④ 더운물 주머니
⑤ 생리식염수 2L

92 수술 후 간호보조활동으로 옳은 것은?

① 의식 회복 여부와 활력징후를 주기적으로 확인한다.
② 수술 후 2시간마다 젖은 거즈를 마른 거즈로 교체한다.
③ 수술 후 금식 환자가 갈증 호소 시 빨대로 물을 조금씩 먹을 수 있도록 한다.
④ 마취 회복 시 침대 난간을 내려 자유롭게 움직일 수 있도록 한다.
⑤ 장기간 금식한 환자가 구강 섭취를 시도할 때 순두부같이 부드러운 음식을 제공한다.

93 뇌척수액을 채취하기 위한 검사 방법으로 옳은 것은?

① 흉막천자
② 요추천자
③ 복수천자
④ CBC 검사
⑤ 기관지경 검사

94 24시간 소변검사에 대한 설명으로 옳은 것은?

① 소변컵에 아침 첫 소변의 중간뇨를 받아서 검사실에 보낸다.

② 소변으로 젖은 기저귀를 24시간 동안 모아서 검사실에 보낸다.

③ 첫 소변부터 마지막 소변까지 모두 모은다.

④ 화장실에 '24시간 소변 채취 중'이라는 표시를 하여 환자가 잊지 않도록 한다.

⑤ 환자가 검사 중임을 잊고 소변기에 소변을 본 경우 검사 시간을 3시간 연장한다.

95 의식이 없는 대상자의 기도유지를 위한 자세로 옳은 것은?

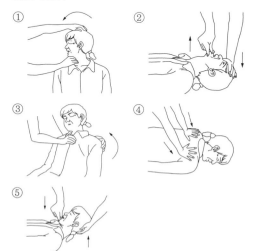

96 자동제세동기(자동심장충격기) 사용할 때 옳은 방법은?

① 패드를 부착할 부위의 물기를 제거한다.

② 분석 중이라는 음성 지시가 나오면 가슴압박을 시작한다.

③ 가슴압박과 인공호흡은 30 : 1로 번갈아 가면서 실시한다.

④ 한 손으로 심장충격 버튼을 누르고 다른 한 손으로 패드를 세게 누르고 있는다.

⑤ 오른쪽 패드는 왼쪽 빗장뼈 밑에, 왼쪽 패드는 오른쪽 중간 겨드랑선에 붙인다.

97 기관절개관 환자에 대한 간호보조활동으로 옳은 것은?

① 기침을 할 때는 절개 부위를 막고 할 수 있도록 교육한다.

② 객담이 많이 묻은 내관은 세제를 푼 뜨거운 물에 담가둔다.

③ 의식이 있는 환자는 측위, 의식이 없는 환자는 복위 자세를 취해준다.

④ 절개 부위에 생리식염수를 적신 거즈를 덮어 건조와 먼지 흡인을 방지한다.

⑤ 기관절개관이 빠진 환자는 멸균 장갑을 낀 손으로 절개 부위를 벌려 기구를 다시 삽입한다.

98 환자 퇴원 시 간호보조활동으로 옳은 것은?

① 사망한 환자가 사용한 침구는 소각한다.

② 환자와 보호자에게 운동 방법과 식이요법을 설명한다.

③ 사용하지 않은 물품과 교체한 지 6시간이 지나지 않은 침구는 재사용한다.

④ 수간호사는 환자와 보호자에게 병실에서의 침상 낙상 방지를 위한 주의사항을 설명한다.

⑤ 치료가 남아있지만, 환자가 퇴원 의사를 밝히면 바로 수납하고 퇴원할 수 있도록 돕는다.

99 다음 빈칸에 들어갈 의사소통 방법으로 옳은 것은?

( )이란 상대방의 표현을 비판 없이 있는 그대로 받아들이는 것으로 단순한 동의나 칭찬과는 다르다.

① 수 용

② 침 묵

③ 공 감

④ 경 청

⑤ 라포 형성

100 시각장애 대상자와 이야기하는 방법으로 옳은 것은?

① 이미지를 전달하기 어려운 형태는 말로 잘 설명한다.

② 대상자가 잘 들을 수 있게 대상자의 측면에서 이야기한다.

③ 대상자를 만나면 먼저 신체 접촉을 통해 자신의 존재를 알린다.

④ 여기, 이쪽 등 지시대명사를 사용하며 대상자의 팔을 잡아 방향을 가리킨다.

⑤ 대상자와 보행할 때는 간호조무사가 대상자의 반 보 앞에서 팔을 끄는 듯한 자세가 좋다.

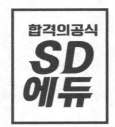

www.sdedu.co.kr

간호조무사 실전동형
봉투모의고사

정답 및 해설

간호조무사 실전동형 봉투모의고사 제1회 해설

1	2	3	4	5	6	7	8	9	10
⑤	④	①	③	①	①	④	③	②	⑤
11	12	13	14	15	16	17	18	19	20
②	①	④	④	②	⑤	②	⑤	⑤	③
21	22	23	24	25	26	27	28	29	30
②	③	④	③	④	⑤	④	②	②	③
31	32	33	34	35	36	37	38	39	40
②	①	③	②	④	①	④	①	②	③
41	42	43	44	45	46	47	48	49	50
⑤	③	③	④	③	⑤	③	①	①	②
51	52	53	54	55	56	57	58	59	60
②	②	④	④	③	③	②	⑤	②	④
61	62	63	64	65	66	67	68	69	70
⑤	⑤	③	③	②	④	②	①	①	④
71	72	73	74	75	76	77	78	79	80
⑤	②	③	②	④	②	④	③	④	①
81	82	83	84	85	86	87	88	89	90
①	①	⑤	④	①	②	④	④	①	②
91	92	93	94	95	96	97	98	99	100
③	①	④	③	③	①	①	②	①	①

01 ① 환자의 요구사항을 모두 들어줄 수는 없으며, 자신의 직무 범위 내에서 요구사항에 친절하게 대응한다.
② 진단을 직접 내리는 것은 간호조무사의 직무 범위에서 벗어난다. 직무 범위를 정확히 알고 수행하며, 법적인 한계를 넘어서지 않는 태도가 필요하다.
③ 자신의 직무와 관련 없거나 직무를 넘어선 질문은 의사나 간호사에게 묻도록 친절하게 설명한다.
④ 물품의 파손을 발견하였다면 즉시 관리자에게 보고한다.

02 ① 마른 걸레로 바닥을 닦아 미끄럼을 방지한다.
② 비질을 하면 먼지가 발생하므로 삼간다.
③ 사용한 침구는 깨끗이 세탁한 후 보관한다.
⑤ 병실 청소는 오염이 덜한 구역에서 오염이 심한 구역 순서로 한다.

03 ② 유효기간이 짧은 물품은 보관장 앞쪽에 배치한다.
③ 고무 제품은 자비소독 시 고무가 상할 수 있다.
④ 사용한 주사기는 구부리거나 부러뜨리거나 뚜껑을 다시 씌우지 않는다. 뚜껑을 씌워야 한다면, 한 손 기법을 이용한다.
⑤ 유리 기구에 피나 점액이 묻으면 찬물로 먼저 헹구고 더운물로 씻는다.

04 ① · ④ 환자에게 관심을 기울이고, 친절하게 대해야 한다.
② 적절한 유머의 사용은 긴장해소 및 공격성 감소에 도움을 준다.
⑤ 상대방 상황에 따라 적절한 대화 속도를 유지한다.

05 ② 간뇌는 혈당량, 체온 등 항상성 조절의 중추이다.
③ 중뇌는 동공 반사 및 안구 운동 조절에 관여하는 중추이다.

④ 연수는 호흡 운동, 심장 박동, 소화 운동 및 무조건 반사(재채기, 침, 눈물 분비)의 중추이다.

⑤ 척수는 뇌와 말초 신경 사이의 흥분 전달 통로이며, 무조건 반사(뜨거운 물체에 닿았을 때, 무릎 반사 등)의 중추이다.

06 ① 위에서는 위산 및 펩신이 분비되는데, 이 중 펩신은 단백질을 폴리펩타이드로 분해하는 기능을 한다.

② 트립신 : 췌장에서 분비되는 단백질 분해 효소로, 소장에서 단백질을 아미노산으로 분해한다.

③ 리파아제 : 췌장에서 분비되는 지방 분해 효소로, 소장에서 지방을 지방산과 글리세롤로 분해한다.

④ 락타아제 : 대부분 소장의 융모세포에서 분비되며, 젖당을 글루코스와 갈락토스로 분해한다.

⑤ 아밀라아제 : 침이나 위액 속에 존재하는 소화 효소로 녹말을 엿당으로 분해한다.

07 ① 시럽은 제조 시 설탕에 녹여 끓인 약이다.

② 산제는 고형의 약제를 갈거나 부숴 얻은 분말상의 약제이다.

③ 정제는 분말상의 의약품을 작은 원판 모양으로 압축하여 복용하기 쉽도록 만든 것이다.

⑤ 함당정제는 빨아먹을 때 구강에서 용해되어 약물이 유리되는 편평한 원형 혹은 타원형의 약제이다.

08 ③ 결핵 치료에는 내성을 줄여 치료 효과를 높이기 위해 두 가지 이상의 약을 사용하며, 약물치료 후 2~4주 정도 지나면 감염성은 소실되나, 의사의 처방이 완료될 때까지 꾸준히 6~12개월 투약해야 한다.

09 ② 임신성 고혈압은 임신 중 수축기 혈압이 140mmHg 이상, 이완기 혈압이 90mmHg 이상이며 단백뇨를 동반하지 않는 고혈압을 말한다. 임신성 고혈압 환자의 식이요법으로는 염분을 줄이고 칼슘과 비타민 섭취를 늘리며, 동물성 단백질과 식물성 단백질을 충분히 섭취하고 당분 및 지방의 과잉섭취를 피하는 것이 중요하다.

10 ⑤ 비타민 K는 혈액응고 물질인 프로트롬빈의 생성을 도우며, 비타민 D와 더불어 혈청 칼슘 이온의 생성

을 돕는다. 비타민 K는 보통 필요량이 적고 장관의 박테리아에 의해 인체 내에서 합성되므로 임상적인 상황을 제외한 대부분은 결핍증을 유발하지 않지만, 드물게 결핍 시 혈액응고 시간이 연장되고, 신생아에게 출혈성 질환을 가져올 수 있다.

11 ② 탐침(explorer, 익스플로러) : 구강 내에서 접근하기 힘든 부위가 손상되었을 경우 감지해 볼 수 있고, 충치의 깊이나 치아의 흔들림 등을 검사할 때 사용한다.

① 핀셋(pincette, cotton plier) : 구강 내 이물질을 빼거나 구강 내로 치료에 필요한 재료를 넣는 데 사용하는 기구이다.

③ 흡입기(suction) : 침, 혈액 및 이물질을 흡입하는 기구이다.

④ 치경(dental mirror) : 원형의 작은 거울로, 어둡고 보이지 않는 부분을 밝게 하여 구강을 쉽게 관찰할 수 있게 해준다.

⑤ 핸드피스(handpiece) : 구강 내에서 치아를 절삭하는 데 사용하는 기구이다.

12 ① 치수는 치아의 맨 안쪽 중심에 위치하는 조직으로, 혈관, 신경섬유, 임파관을 포함한다.

② 치관은 잇몸 바깥으로 나와 있어 눈에 보이는 치아 부분을 말한다.

③ 법랑질은 치아의 맨 바깥층으로, 인체 조직 중 가장 단단한 부위이다. 에나멜층이라고도 한다.

④ 상아질은 치아의 가장 넓은 부위로, 법랑질의 충격을 흡수하는 완충 역할을 한다. 그리고 법랑질보다 강도가 약해 충치 침범 시 쉽게 썩는 부위이다.

⑤ 백악질은 치근(치아 뿌리)을 싸서 치아를 치조골에 붙이는 역할을 하며, 시멘트질이라고도 한다.

13 ④ 어깨 통증이 있을 경우 부항요법이 통증 완화, 혈액 순환에 도움이 된다.

① · ② · ③ · ⑤ 경련이 심할 때, 정맥류가 있을 때, 출혈 증상이 심할 때, 몸이 몹시 허약할 때, 또한 높은 열이 날 때, 붓기가 있을 때, 임신부의 아랫배 등에는 부항요법을 적용하지 않는다.

14 ① 탕제는 일반적으로 1일 2~3회 복용한다.
② 급성·만성질환에 모두 사용 가능하나, 탕제는 흡수가 빠른 장점이 있으므로 급성질환에 주로 복용한다.
③ 구토 시 양을 줄여 조금씩 복용한다.
⑤ 위장에 자극을 주는 약은 식사 직후에 복용한다.

15 ② 안압 상승을 예방하려면 기침, 코풀기, 구토, 무거운 물건 들기, 눈 비비기 등을 하지 말아야 한다.

16 ⑤ 개방적 질문 : 대상자의 생각과 반응을 이끌어내는 것이다.
① 수용 : 비판단적이고 환자를 지지하며 정보를 받아들이는 것이다.
예 "네, 이해할 수 있어요."
② 반영 : 생각을 다시 환자에게 향하게 하는 것이다.
예 "가족들 생각에 걱정이 많으시군요."
③ 관찰 : 간호사가 관찰한 것을 환자에게 표현하는 것이다.
예 "몸을 떨고 계시네요."
④ 현실감 제공 : 비현실적인 상황을 연출하고 있을 때 솔직하게 현실과 접촉할 수 있도록 반응하는 것이다.
예 "이것은 아기 인형이에요. 진짜 아기가 아니에요."

17 ② 요추천자 후에는 앙와위 자세로 휴식을 취하게 한다.
① 호흡곤란 시 – 반좌위(상반신을 45° 올린 상태)
③ 복부검진 시 – 배횡와위
④ 척추 골절 시 – 앙와위
⑤ 비위관 삽입 시 – 반좌위(30~45°)

18 ① 수포가 생겼을 경우 터뜨리지 않는다.
② 동상부위를 심장보다 높여 부종을 예방한다.
③ 동상부위를 문지르거나 주무르면 신경 및 혈관의 손상이 나타날 수 있다.
④ 동상부위를 뜨거운 물이 아닌 40℃ 정도의 따뜻한 물에 담근다.

19 ⑤ 파파니콜라우 검사는 자궁경부 세포 도말 검사로, 자궁경부암 진단검사이다.

20 ③ 요로결석에는 체외충격파 쇄석술, 약물요법 등을 시행한다.

21 ① 가습기를 틀어놓는다.
③ 빨대를 사용하면 상처를 건드리거나 출혈을 유발할 수 있으므로 사용을 금지시킨다.
④ 목 주위를 얼음칼라를 사용하여 시원하게 해준다.
⑤ 가래를 뱉거나 코푸는 행위, 심한기침 등을 피하게 한다.

22 ③ 비만은 각종 성인병 유발 인자에 해당하므로 식이를 조절해야 한다. 이때 고단백, 고섬유질, 저지방, 저탄수화물 식이를 권장한다.

23 ① WHO는 임신 7개월까지는 매달 1회씩, 8~9개월째에는 월 2회씩, 마지막 달인 10개월째는 매주 산전 진찰을 받을 것을 권하고 있다.
② 모든 임부는 임신 24~28주에 당내성 검사를 받는다.
③ 산전 관리의 시작은 임신이 의심될 때부터 시작한다.
⑤ 산전 관리의 주된 목적은 태아 건강 유지, 산모의 건강 유지 및 증진, 안전한 분만을 돕기 위함이다.

24 ③ 신생아 간호는 분만 2기에 시행하며, 기도 유지 및 분비물 흡인 등을 확인한다.
① 관장은 분만 1기에 시행하며, 산도 오염 예방 및 자궁수축을 유도하기 위함이다.
② 태반 검사는 분만 3기에 시행하며, 태반의 일부가 자궁강 내에 남아 있는지 확인하기 위해 시행한다.
④ 회음부 삭모는 분만 1기에 시행하며, 감염 예방을 위함이다.
⑤ 자궁수축상태 확인은 분만 3~4기에 시행한다.

25 ① 분만 후 나오는 질 분비물이다.
② 냄새는 보통 생리혈과 비슷하다.
③ 정상적인 오로는 분만 후 3주까지 배출된다.
⑤ 회복기가 되면 색깔이 점차 옅어지고 양도 줄어든다. 적색 오로(분만 후 3일까지) → 갈색 오로(분만 후 10일까지) → 백색 오로(3주까지)

26 ⑤ 신생아의 체온이 안정하며, 체중 2.5kg 이상일 경우 통목욕이 가능하며, 미숙아 및 허약한 아기는 스펀지 목욕을 시행한다.

① 수유 이후에 바로 목욕할 경우 구토가 발생할 수 있다.

② 태지는 억지로 제거하지 않아도 된다.

③ 빠른 시간 내(5~10분 이내)에 목욕을 끝낸다.

④ 목욕물의 온도는 40℃(38~40℃)가 적당하며, 온도계가 없을 경우 팔꿈치를 담가본다.

27 ④ 학령기(6~12세)의 아동은 학교에서 많은 시간을 보내면서 인지적, 사회적 기술 습득에 집중하고, 상호 비교의 기회가 많아지는 단계이다. 이때 성실함이 좋은 결과로 이어질 때 근면성의 향상을 가져오며, 지속적인 실패는 열등감을 느끼게 한다.

① 영아기(1~12개월)

② 유아기(1~3세)

③ 학령 전기(4~6세)

⑤ 청소년기(12~18세)

28 ② 영유아에게 중이염 발생 시 약물은 귀를 후하방으로 당겨 이관을 곧게 한 후, 투약한다.

29 ① 수두는 수포에서 나오는 액에 직접 접촉 또는 공기를 통해서 전파된다. 또한 감염자의 타액(침)을 통해서도 전파될 수 있으므로 환아의 철저한 격리가 필요하다.

③ 붕산 혹은 전분목욕은 소양감 감소에 도움이 된다. 이외에도 미지근한 물 목욕, 칼라민 로션 등이 소양감 완화에 도움이 된다.

④ 항히스타민제 사용은 소양증 완화에 도움이 된다.

⑤ 온도가 높으면 땀 증가로 인해 오히려 소양감을 증가시킬 수 있다. 따라서 적절한 온도 및 습도 유지가 소양증 감소에 도움이 된다.

30 ① 통증이 비대칭적이다.

② 자가면역 질환에 속하는 것은 류마티스성 관절염이다.

④ 밤에 통증이 더 심하다.

⑤ 체중부하가 많이 되는 운동은 제한한다.

31 ① 매일 목욕 시 피부 건조를 유발할 수 있으므로 일주일에 한 번 정도가 적절하다.

③ 알코올은 상쾌감을 주지만 피부를 건조하게 하므로 노인에게는 사용하지 않는 것이 좋다.

④ 목욕 후 바로 보습제를 발라 피부가 건조해지는 것을 막는다.

⑤ 피부에 자극을 주는 모직의류 등은 피하고 면제품을 사용하는 것이 바람직하다.

32 ② 노인 우울증은 비정상적인 노화 과정이다.

③ 여성노인이 남성노인보다 2~3배 더 많다.

④ 우울증 노인이 알츠하이머 질환에 걸릴 가능성은 높다.

⑤ 지속되는 경우가 많으므로 지속적인 항우울제 투여가 필요하다.

33 ③ 흐르는 물에 대거나 냉찜질로 열기를 식히고, 감염 방지를 위해 멸균된 천으로 화상 부위를 덮는다.

① 물집이 생긴 경우 무리해서 터뜨리지 말고 그대로 놔둔 채로 전문가와 상의하도록 한다.

② 화상 부위에 조직이나 파편을 제거하지 않는다.

④ 안면화상인 경우 부종에 의한 호흡장애가 나타날 수 있으므로 상체를 반 정도 일으킨 상태로 눕혀 운반한다.

⑤ 중증화상의 경우 모르핀이나 데메롤을 사용하여 통증을 조절한다.

34 ② 약물 과량복용 시 우선적으로 구토유도나 위세척을 실시하여 약물의 흡수를 방지하는 것이 중요하다.

35 ① 맥박촉지 부위는 경동맥이다.

② 기도유지 시 머리를 젖히고 턱을 든다.

③ 성인의 흉부압박 시 손바닥으로 누르며, 손 전체를 사용하지 않도록 주의한다.

⑤ 심폐소생술은 4분 이내 시행이 원칙이다.

36 ① 「국민건강증진법」 제2조 제1호에서 "국민건강증진사업이라 함은 보건교육, 질병예방, 영양개선, 신체활동장려, 건강관리 및 건강생활의 실천 등을 통하여 국민의 건강을 증진시키는 사업을 말한다."라고 정의하며, 보건교육을 국민건강증진사업의 첫 번째 사업으로 선정하고 있다.

37 ④ 지역사회 간호란 대상이 지역사회로, 간호제공과 보건교육을 실시하여 지역사회 주민 전체의 건강증진을 목표로 하며 이중 보건교육은 가장 포괄적이고 중요한 업무이다.
① 주민 전체가 대상이 된다.
② 가장 능률적인 보건교육은 일반적으로 학교보건교육에서 이루어진다.
③ 보건교육은 노약자를 위해 가정방문을 한다거나 전염병 유행 시 방송매체를 이용하거나 보건교육자료를 서신을 통해 전달할 수도 있기 때문에 장소의 영향을 크게 받지 않는다.
⑤ 교육내용은 구체적인 것으로부터 추상적인 것으로 진행된다.

> **💬 알아 두기**
>
> **교육의 진행 방향**
> • 쉬운 것에서부터 어려운 것으로 진행
> • 단순한 것에서부터 복잡한 것으로 진행(직접적인 것 → 간접적인 것)
> • 구체적인 것에서부터 추상적인 것으로 진행
> • 친숙한 것에서부터 낯선 것으로 진행(알고 있는 것 → 모르는 것)
> • 과거의 내용에서부터 최신의 내용으로 진행

38 보건교육 진행 과정

도 입	대상자와의 관계를 형성하며 학습동기를 부여하고 학습목표 등을 전달한다.
전 개	본격적으로 중요한 최신의 정보를 이해하기 쉽게 교육한다.
정리 · 종결	주요개념을 요약해 주며 교육을 마무리한다.
평 가	교육의 성과를 파악한다.

39 ③ 패널토의(배심토의) : 전문가(배심원)들이 청중 앞에서 사회자의 진행에 따라 특정 주제에 대해 토의하는 방식
① 세미나 : 전문가로 구성된 참가자들이 해당 주제에 대해 먼저 발표한 뒤, 이에 대해 토론하는 공동 연구 토론 방식
② 분단토의(버즈 세션) : 여러 개의 분단으로 나누어 토의를 한 후 전체 회의에서 종합하는 토의

④ 심포지엄 : 권위 있는 전문가들이 특정 주제에 대해 의견을 발표한 후 청중과 함께 토의를 진행하는 방식
⑤ 브레인스토밍 : 특정 문제를 해결하기 위해 여러 구성원이 가능한 많은 아이디어를 비판 없이 자유롭고 창의적으로 제시하여, 그중 최상의 아이디어를 선택하는 방법

40 ③ 우리나라 보건 행정의 체계는 보건복지부에서는 보건에 관한 기술 및 교육을 지도 · 감독하며 행정안전부에서 행정지도 및 인력과 예산을 지원하는 이원화가 문제적 특징이다.
② 고용노동부에서 인력의 근로조건 기준 준수 감시, 고용정책 입안, 고용 알선, 노사관계 발전 등 노동 분야 전반을 관장한다.

41 보건의료(전달)체계의 구성요소

보건의료자원의 개발	보건의료 서비스를 제공하는데 필요한 인적 · 물적 · 지적자원의 생산 및 개발 – 의료종사자, 의료시설 및 장비, 의료 지식 및 기술
보건의료자원의 조직화	환자나 지역사회에 전달될 수 있도록 보건의료자원의 조직화 – 공공의료 조직, 민간의료조직, 의료보험조직
경제적 지원	공공재원, 민간의료비, 외국원조
보건의료정책 및 관리	지도력, 의사결정, 규제
보건의료서비스의 제공	1차 의료 – 예방, 2차 의료 – 치료, 3차 의료 – 재활

42 ③ 우리나라 포괄수가제(DRG ; Diagnosis-Related Group) 항목 : 우리나라는 다음의 항목 외에는 일반적으로 행위별 수가제 지불방식을 채택하고 있다.

안 과	백내장수술(수정체 수술)
이비인후과	편도수술 및 아데노이드 수술
외 과	항문수술(치질 등), 탈장수술(서혜 및 대퇴부), 맹장수술(충수절제술)
산부인과	제왕절개분만, 자궁 및 난소, 난관 등 수술(악성종양 제외)

① 인두제 : 정해진 기간 동안 등록한 사람 수에 따라 일정금액의 진료비를 산정하는 방식으로, 등록자가

실제 진료를 받았는지 여부와 관계없이 진료비를 지급하므로 행정적으로는 간단하지만 의료의 질이 떨어질 수 있다.

② 봉급제(Salary) : 일반적으로 사회주의 국가에서 채택하는 진료비 사전결정방식으로, 일정 기간에 따라 일정 의료비를 산정한다.

④ 총액계약제 : 지불자 측과 진료자 측이 사전에 진료보수 총액의 계약을 체결하는 방식으로 진료비 사전결정방식이다.

⑤ 행위별 수가제 : 진료비 사후결정 방식으로, 제공된 의료 서비스의 행위에 단위당 가격을 곱한 만큼 보상하는 방식이다.

43 일차보건의료의 필수요소(4A)

접근성 (Accessible)	지리적, 경제적, 사회적 이유로 차별이 있어서는 안 된다
수용가능성 (Acceptable)	지역사회주민이 수용 가능한 방법으로 접근하여야 한다.
지불부담능력 (Affordable)	주민의 지불능력에 맞는 보건의료수가로 제공되어야 한다.
주민의 참여 (Available)	주민의 적극적인 참여를 통해 이루어져야 한다.

44 ① 위험 분산
② 강제 가입
③ 능력에 따른 차등한 보험료
⑤ 차별성 없이 균등한 보험급여 혜택

45 ③ 「노인장기요양보험법」 제3조 제3항에 따라 장기요양급여는 노인 등이 가족과 함께 생활하면서 가정에서 장기요양을 받는 재가급여를 우선적으로 제공하여야 한다.

① 재원 : 노인장기요양보험료 + 국가 및 지방자치단체 지원 + 장기요양급여 해당 본인부담금

② 시설급여 : 노인요양시설(입소 정원 10명 이상), 노인요양공동생활가정

④ 노인장기요양보험사업의 보험자 : 국민건강보험공단

⑤ 장기요양급여 : 재가급여, 시설급여, 특별현금급여

46 ① 산성비 : 공장이나 자동차 배기가스에서 배출된 산화물이 대기 중에서 산화되어 있다가 지상으로 강하하여 생태계 교란, 산림 황폐화, 철제 구조물 부식 등의 피해를 준다.

② 기온역전 : 일반적으로 보통 기온은 지상으로부터 높이 증가에 따라 감소하나, 밤에 지표면의 방사냉각에 의해 하부 기단의 온도가 내려가는 기온역전 현상이 발생하면 대기오염물질의 확산이 이루어지지 못하게 되므로 대기오염의 피해를 가중시키게 된다.

③ 열섬현상 : 온실 효과 등의 영향으로 도시 중심부의 기온이 주변 지역보다 현저하게 높게 나타나는 현상을 말한다.

④ 황사현상 : 주로 봄에 사막이나 건조한 지대의 흙모래가 강한 바람을 타고 날아오는 현상을 말한다.

47 ① 전리층 : 태양으로부터 오는 복사에 의해서 대기가 이온화된 영역으로 오로라가 일어나는 층이다.

③ 외기권 : 지구 대기가 우주 공간과 접하는 최외곽 영역이다.

④ 중간권 : 지상 50km에서 80km까지의 높이로, 고도가 올라갈수록 온도가 감소하며 대류현상이 일어나 약간의 구름이 형성되기도 하지만 기상현상은 일어나지 않는다.

⑤ 대류권 : 지표면에 가장 인접한 대기의 층이다.

48

상수처리	침사지(모래제거) → 침전지(유기물과 부유물제거) → 여과 → 소독 → 급수
하수처리	예비처리(스크린 → 침사지 → 침전지) → 생물학적 활성오니법

49 ② 아플라톡신 : 견과류나 곡류의 곰팡이 등에서 발견된다.

③ 테트로도톡신 : 복어의 난소, 고환, 간, 위에 많이 분포하며 사망에 이를 수 있다.

④ 노로 바이러스 : 비위생적인 경로로 급성위장관염을 유발하는 바이러스에 감염되어 설사, 복통, 구토 등의 위장관염 증세를 유발한다.

⑤ 장염 비브리오 : 특히 여름철 잘 익히지 않은 어패류가 원인이 되어 설사, 복통, 구토, 발열 증세를 유발한다.

안심Touch

50 ① 일반건강진단 : 사업주는 상근 근로자의 건강관리를 위해 주기적으로 건강진단을 실시하고, 사무직 근로자의 경우 2년에 1회 이상 건강진단을 실시한다.

③ 수시건강진단 : 유해물질 또는 유해요인과 관련하여 근로자가 증상을 호소할 때 특수건강진단과는 별개로 실시하는 건강진단을 말하며, 사업주는 특수건강진단 대상 업무로 인해 유해인자에 의한 직업성 천식, 직업성 피부염, 그 밖에 건강장해를 의심하게 하는 증상을 보이거나 의학적 소견이 있는 근로자 중 보건관리자 등이 사업주에게 건강진단 실시를 건의하는 등 고용노동부령으로 정하는 근로자에 대하여 건강진단을 실시하여야 한다.

④ 임시건강진단 : 유해환경 종사자의 중독이나 질병이 다수 노출 시 「산업안전보건법」 제131조 제1항에 의한 고용노동부장관의 명령에 따라 실시하는 건강진단이다.

⑤ 배치전건강진단 : 「산업안전보건법」 제130조 제2항에 따라 사업주는 특수건강진단 대상 업무에 종사할 근로자의 배치 예정 업무에 대한 적합성 평가를 위하여 건강진단을 실시하여야 한다.

51 **감염력, 독력, 병원력**
- 감염력 : 병원체가 숙주 안에 들어와서 자리 잡고 증식할 수 있는 능력으로, 숙주가 건강하면 질병 발생률이 낮고, 숙주가 건강하지 않으면 질병 발생률이 높음
- 독력 : 병원체가 숙주에 대한 심각한 임상증상과 장애를 일으키는 능력
- 병원력 : 병원체가 숙주에게 현성감염을 일으키는 능력

52 **면역의 종류**
- 선천성면역 : 자연적으로 체내에 형성된 면역, 타고난 것
- 후천성면역 : 노력이나 상황에 노출되어 형성된 면역

후천성면역			
능동면역(항원)		수동면역(항체)	
자연능동	인공능동 (예방 목적)	자연수동	인공수동 (치료 목적)
감염병을 앓고 형성된 면역	예방주사를 통해 형성된 면역으로, 약독화시킨 항원을 이용해 항체를 유도	모체를 통해 들어온 면역	현 감염병에 노출되거나, 감염병이 유행하여 감염병을 차단하기 위해 순간적으로 사용하는 항체
홍역, 볼거리에 걸리고 생기는 영구면역	• 백신, 톡소이드(독), 생백신 : B C G , M M R , PPD • 톡소이드 : 파상풍	태반, 모유	• 항독소 • 감마글로불린 • 회복기 혈청 • 면역 혈청
• 즉시 효력은 없음 : 항원이 자극되어 항체가 형성되는 시간이 필요하기 때문 • 효력이 강하고 지속력이 깊		• 즉시 효력이 있음 : 체내에 항체가 바로 들어와서 방어와 보호기능을 할 수 있음 • 효력이 약하고 지속력이 짧음	

53 DTaP(디프테리아, 파상풍, 백일해) : 3회 접종(2, 4, 6개월), 추가접종(15~18개월, 4~6세)

54 **홍 역**
- 입 안의 점막에 코플릭 반점이 나타난다.
- 발진이 나타나는 카타르기에 감염력이 가장 높다.
- 12~15개월에 기본 예방접종을 실시한다.
- 발진 후 5~7일간 격리한다.

55 ④ 만성질환 치료의 목표는 중증화 방지이다.
① 3개월 이상 지속(진행의 장기성)된다.
② 잘병의 원인이 다양하고, 복합적이다.
③ 질병 진행에 개인차가 많다.
⑤ 나이에 비례하여 발생률·유병률이 높아지는 퇴행성 질환이다.

만성질환의 예방 및 관리

1차 예방	질병예방, 건강유지, 건강증진	• 발병 이전에 예방하는 것으로 위험요인을 제거하거나 피함 • 금연, 절주, 운동, 영양개선 등
2차 예방	조기발견, 조기치료	• 조기진단과 치료를 통한 철저한 관리로 악화되는 것 방지 • 건강검진, 자가검진 등
3차 예방	합병증과 불능으로의 진행을 막고 재활치료를 통해 기능회복, 정상생활 및 사회생활에 복귀 촉진	

56 ③ 호로형 : 생산연령인구가 많이 유출되어 있는 농촌형 인구구성으로 15~64세 인구가 전체 인구의 50% 미만이다.
① 종형 : 0~14세 인구가 65세 이상 인구의 2배가 되는 인구정지형이다.
② 별형 : 생산연령인구가 많이 유입되는 도시형 인구구성으로 15~64세의 인구가 전체 인구의 50%를 넘는다.
④ 항아리형 : 0~14세 인구가 65세 이상 인구의 2배에 미치지 못하는 인구감소형이다.
⑤ 피라미드형 : 0~14세 인구가 65세 이상 인구의 2배를 넘는 인구증가형이다.

57 ② 산전관리는 사산율, 주산기 사망률, 저체중아 및 미숙아 출산율, 선천성 기형아 출산율 등 모성 사망률을 저하시킬 수 있는 방법으로 모자보건사업의 가장 중요한 요소이다.
① 혈액검사를 통해 빈혈, 용혈성 질환, 매독 등을 발견할 수 있다.
③ 예방접종에는 파상풍·풍진 예방접종 등이 있다.
④ 임산부는 혈압측정, 체중측정, 소변검사 등 정기적인 건강검진을 꼭 받아야 한다. 임신 7개월까지는 4주에 한 번, 임신 8~9개월은 2주에 한 번, 임신 10개월에는 1주에 한 번을 받아야 한다.
⑤ 유전질환 검사에는 임신 15~18주에 실시하는 다운증후군 검사인 양수천자가 있다.

58 ⑤ 접종한 후 과격한 신체 운동은 하지 않는 것이 좋다.
① 접종 후 20~30분간 접종 기관에 머물면서 아이의 상태를 관찰한다.

② 건강 상태가 좋은 오전 중에 접종한다.
③ 접종 당일은 목욕을 하지 않는다.
④ 고열이 나면 즉시 병원에 데리고 가서 의사의 진찰을 받는다.

59 ② 방문간호를 통해 건강문제를 발견하고 건강수준에 적합한 건강관리 서비스를 제공하거나 의뢰·연계함으로써 주민의 건강수준을 향상시키고자 하는 사업이다.
① 「지역보건법」에 근거한다.
③ 건강위험요인 및 질환관리를 스스로 할 수 있는 능력을 향상시키고자 한다.
④ 운영주체는 보건소이다.
⑤ 보건소의 방문건강관리팀이 취약계층 주민의 가정 및 시설을 방문하여 건강문제를 가진 가구원의 건강위험요인을 발견하고 방문요구를 평가하는 등 적합한 서비스를 제공 또는 의뢰·연계한다.

60 ④ 임신 중독증 : 원인 불명으로 임산부가 임신 중에 고혈압, 부종, 단백뇨 검출 등의 특징을 보이는 증상이다. 임산부는 임산 5개월 이후부터 산부인과 진료 시마다 혈압, 몸무게, 소변검사를 통해 이 질환을 예방할 수 있고, 임신 중독증이 판정되면 7~8시간 정도 충분한 수면과 정신적 안정을 취하는 것이 중요하다.
① 방광염 : 임산부에게도 흔한 질병으로 소변을 볼 때 질 부위가 아프거나 화끈거리고 잔뇨감이 생기는 증상이다.
② 임신성 빈혈 : 현기증을 느끼고 손발이 차며 머리가 띵해지는 증세가 있으면 정기 병원 검사를 통해 질병 여부를 확인해야 한다. 임산부가 빈혈을 느끼면 태아 발육에도 악영향을 끼칠 뿐 아니라 출산 시 출혈에 대한 저항력이 낮아져 수혈이 필요할 수도 있다.
③ 임신 소양증 : 일종의 면역질환으로 임신 후 온몸이 가려워진다. 환절기나 주변 환경이 건조하거나 따뜻할 때 가려움이 심화되기도 하나 출산과 더불어 증세가 없어지기도 한다.
⑤ 임신성 당뇨 : 임신 5개월 이후 생기는 당뇨로 출혈에 대한 저항력 저하는 물론 태아 발육에도 악영향을 미칠 수 있다. 그러나 출산하면 당뇨 증상도 좋아지는 특징을 지닌다.

61 ⑤ 방문요양 : 혼자 일상적인 생활이 어려운 노인을 위해 장기요양요원(요양보호사)이 가정을 방문하여 신체 활동 및 가사 활동 등 다양한 서비스를 제공하는 급여이다.

① 단기보호 : 수급자를 월 15일 이내 기간 동안 장기요양기관에 보호하여 신체활동 지원 및 심신기능의 유지·향상을 위한 교육과 훈련 등을 제공하는 장기요양급여이다.

② 시설급여 : 가정에서 생활하지 않고 노인요양시설, 노인요양공동생활가정 등에 장기간 입소하여 신체활동 지원 및 심신기능의 유지·향상을 위한 교육·훈련 등을 제공받는다.

③ 방문목욕 : 장기요양요원(요양보호사)이 목욕설비를 갖춘 차량을 이용하여, 수급자의 가정을 방문하여 목욕을 제공하는 급여이다.

④ 방문간호 : 의사, 한의사 또는 치과의사의 지시에 따라 간호사, 간호조무사 또는 치위생사가 수급자의 가정 등을 방문하여 간호, 진료의 보조, 요양에 관한 상담 또는 구강위생 등을 제공하는 급여이다.

62 **방문간호의 자격요건**
- 간호사 : 2년 이상의 간호업무 경력
- 간호조무사 : 3년 이상의 경력과 보건복지부장관이 지정한 교육기관에서 소정의 교육(700시간)을 이수
- 치위생사 : 치과위생 업무로 한정

63 ③ 지역사회간호활동 중 가정방문의 궁극적 목적은 가족을 단위로 한 건강관리에 그 목적이 있으며, 보건사업 중 가장 큰 비중을 차지하고 있다.

간호조무사의 가정방문의 목적
- 가족의 상태 파악
- 환자의 가정 간호
- 보건교육
- 환경위생 개선 지도 등

64 ③ 노인장기요양보험 대상자는 65세 이상 또는 65세 미만의 자로서 치매, 뇌혈관성 질환 등 노인성 질병을 가진 자 중 6개월 이상 혼자서 일상생활을 수행하기 어렵다고 인정되는 자이다. 장기요양급여는 가정에서 제공받는 재가급여와 노인요양시설이나 노인요양공동생활가정 등에서 생활하는 시설급여가 있다.

재가급여와 시설급여
- 재가급여 : 장기요양급여 중 재가급여는 가정에서 생활하며 장기요양기관이 운영하는 방문요양, 방문목욕, 방문간호, 주·야간보호, 단기보호 등 신체활동 및 심신기능의 유지·향상을 위한 교육·훈련 등을 제공받는다.
- 시설급여 : 가정에서 생활하지 않고 노인요양시설, 노인요양공동생활가정 등에 장기간 입소하여 신체활동 지원 및 심신기능의 유지·향상을 위한 교육·훈련 등을 제공받는다.

65 ② 정신재활시설 : 국가 또는 지방자치단체가 설치·운영할 수 있는 기관으로 정신질환자 또는 정신건강상 문제가 있는 사람 중 기질성 정신장애, 알코올 또는 약물중독에 따른 정신장애, 조현병 또는 망상장애, 기분장애, 정서장애, 불안장애 또는 강박장애, 그 밖에 이 장애에 준하는 장애로서 보건복지부장관이 정하여 고시하는 장애에 대한 사람의 사회적응을 위한 각종 훈련과 생활지도를 하는 시설을 말한다(정신건강복지법 제3조 제7호).

① 정신의료기관 : 정신병원, 의료기관 중 기준에 적합하게 설치된 의원, 병원급 의료기관에 설치된 정신건강의학과로서 기준에 적합한 기관을 말한다(동법 제3조 제5호).

③ 정신요양시설 : 정신질환자를 입소시켜 요양 서비스를 제공하는 시설을 말한다(동법 제3조 제6호).

④ 정신건강복지센터 : 국가 또는 지방자치단체가 설치·운영하는 기관으로 정신건강증진시설, 사회복지시설, 학교 및 사업장과 연계 체계를 구축하여 지역사회에서의 정신건강증진사업 및 정신질환자 복지서비스 지원사업을 하는 기관을 말한다(동법 제3조 제3호).

⑤ 정신건강증진시설 : 정신의료기관, 정신요양시설 및 정신재활시설을 말한다(동법 제3조 제4호).

66 **간호조무사 교육훈련기관 지정 취소 사유(의료법 시행령 제41조)**
- 거짓이나 그 밖의 부정한 방법으로 지정받는 경우
- 간호조무사 교육훈련기관의 지정 기준에 미달하는 경우
- 정당한 사유 없이 교육훈련 업무를 거부하거나 3개월 이상 교육훈련을 실시하지 아니한 경우

- 거짓이나 그 밖의 부정한 방법으로 교육훈련 졸업증명서 또는 이수증명서를 발급한 경우
- 교육과정 및 교육내용이 법령에 위반되거나 교육훈련 기관의 지정 목적을 달성하기 어렵다고 인정되는 경우

67 질병관리청장은 「감염병의 예방 및 관리에 관한 법률」 제9조에 따른 감염병관리위원회 내 결핵전문위원회의 심의를 거쳐 결핵관리종합계획을 5년마다 수립·시행하여야 한다(결핵예방법 제5조 제1항).

68 혈액원은 헌혈자에 대하여 채혈을 하기 전에 다음에 해당하는 건강진단을 실시하여야 한다(혈액관리법 시행규칙 제6조 제2항).
- 과거의 헌혈경력 및 혈액검사결과와 채혈금지대상자 여부의 조회
- 문진·시진 및 촉진
- 체온 및 맥박 측정
- 체중 측정
- 혈압 측정
- 다음의 어느 하나에 따른 빈혈검사
  - 황산구리법에 따른 혈액비중검사
  - 혈색소검사
  - 적혈구용적률검사
- 혈소판계수검사(혈소판성분채혈의 경우에만 해당)

69 불소용액 양치사업에 필요한 불소용액의 농도는 매일 1회 양치하는 경우에는 양치액의 0.05퍼센트, 주 1회 양치하는 경우에는 양치액의 0.2퍼센트로 한다(구강보건법 시행규칙 제10조 제2항).

70 관할보건소를 통하여 필수예방접종을 실시하여야 하는 질병은 디프테리아, 폴리오, 백일해, 홍역, 파상풍, 결핵, B형간염, 유행성이하선염, 풍진, 수두, 일본뇌염, b형헤모필루스인플루엔자, 폐렴구균, 인플루엔자, A형간염, 사람유두종바이러스 감염증이 있다(감염병예방법 제24조 제1항).

71 ① 성인의 고막체온을 측정할 때는 귀를 후상방으로 당긴다.
② 심질환(협심증, 심근경색증), 설사, 변비, 치질 환자는 직장체온(항문체온)을 측정하면 안 된다.
③ 영유아(3세 이하) 고막체온을 측정할 때는 귀를 후하방으로 당긴다.
④ 수은체온계는 먼저 35℃ 이하로 눈금을 맞춘 후 측정한다.

72 ① 액와체온계의 탐침 부분은 액와 중간에 놓고 측정한다.
③ 액와에 땀이 있을 경우 온도가 낮게 측정될 수 있어 땀을 닦아내고 측정해야 하는데, 수건으로 문질러 닦으면 마찰열 때문에 오히려 온도가 높게 측정될 수 있어 두드려 닦아낸 후 측정하여야 한다.
④ 보청기를 제거하고 고막체온을 측정해야 한다.
⑤ 구강체온을 측정할 때는 체온계를 혀 아래에 두고 입술을 고정한 후 측정한다.

73 ③ 맥박이 규칙적인 경우에는 30초 측정 후 2배로 기록하고 규칙적이지 않을 때는 1분간 측정한다.
① 환자를 눕거나 앉게 하여 측정한다. 복위 자세는 엎드린 자세로 심첨맥박을 측정하기에 바람직하지 않다.
② 측정부위를 잘 확인할 수 있도록 좌측 가슴을 노출시킨다.
④ 좌측 4~5번 늑간 사이와 쇄골중앙선이 만나는 곳에서 측정한다.
⑤ 청진기 판막이 차갑기 때문에 환자가 놀랄 수 있으므로 손바닥에 잠시 대서 따뜻하게 한 뒤 측정한다.

74 호흡은 다른 활력징후와 다르게 의식적으로 조절할 수 있으므로 환자가 눈치채지 못한 상태에서 측정해야 한다.

75
- 혈압을 증가시키는 요인 : 노인, 운동, 부종, 스트레스, 식사 또는 흡연 후, 커프 크기가 좁을 때, 팔이 심장보다 낮을 때 등
- 혈압을 감소시키는 요인 : 쇼크, 수면, 금식, 출혈, 탈수 등

76 ② 의식 불명, 미숙아, 구강이 손상되어 음식을 섭취할 수 없는 환자는 비위관영양을 실시한다.
① 식사 전에는 통증이나 불편함을 줄 수 있는 소독, 드레싱 등을 하지 않는다.
③ 편마비 환자는 아픈 쪽이 위로 향하게 하여 건강한 쪽이 아래에서 지지할 수 있도록 눕힌다.

④ 식사 도중에 말을 시키면 후두개가 열리면서 음식물이 기도로 넘어갈 수 있다.
⑤ 연하곤란을 겪는 환자가 식사 도중 음식물이 기도로 넘어갔을 경우에는 가장 먼저 기침을 하도록 유도한다.

77 •섭취량
  − 경구 투여(물, 국, 주스 등)
  − 비경구 투여(수혈, 수액, 비위관 등)
  •배설량
  − 설사, 구토, 소변
  − 심한 발한
  − 출혈, 상처 배액

78 ① 정상 장루는 촉촉하고 선홍색을 보이며, 장루가 건조하고 보라색, 청색 등을 띠면 괴사가 의심되므로 즉시 간호사에게 보고한다.
② 피부 부착물은 가려움, 화끈거림 등의 증상이 있다면 즉시 교체하는 것이 바람직하나 너무 자주 교체하면 접착제 주변 피부가 손상될 수 있다.
④ 환자의 평소 배변 시간에 맞추어 스스로 실시하도록 한다.
⑤ 냄새가 심한 음식, 가스 유발 식품은 피하도록 교육한다.

79 **관장의 종류**
  •청결관장 : 연동운동을 촉진시켜 배변 유도(분만, 수술 전, 검사 전)
  •정체관장 : 주입 용액을 장시간 장내에 머무르게 하는 관장
  •용수관장 : 매복된 변을 손가락을 이용하여 제거
  •수렴관장 : 지혈 목적
  •구충관장 : 기생충 제거 목적
  •구풍관장 : 가스 제거 목적

80 **요실금의 종류**
  •복압성 요실금 : 복부 압력이 올라가는 상황에서 의지와 상관없이 소변이 배출되는 증상
  •긴박성 요실금 : 강한 요의와 함께 바로 소변이 배출되는 증상

•혼합성 요실금 : 복압성과 긴박성을 동시에 가지고 있는 요실금
•역류성 요실금 : 방광에 소변이 가득 차서 소변이 넘쳐 흘러나오는 증상

81 ② 손끝은 위로 향하여 항상 팔꿈치보다 위에 있도록 한다.
③ 수술실에서 손을 씻을 때는 항균비누를 이용해 팔꿈치 위까지 닦는다.
④ 손을 씻은 후 보조자가 건네는 멸균수건으로 물기를 닦는다.
⑤ 내과적 손씻기의 방법이다. 수술실에서 수도는 발 또는 다리로 조절한다.

82 마스크의 금속선을 콧마루 모양에 맞게 구부려 밀착하고, 마스크의 하단부는 턱 밑에 고정하여 알맞게 착용하여야 한다.
마스크를 반드시 교체해야 하는 경우
•마스크는 최소 2시간마다 교체
•결핵환자가 간호인 얼굴을 향해 기침을 한 경우
•전염병 환자와 접촉한 경우
•발한으로 인해 마스크가 축축해진 경우

83 **붕대법의 종류**
•회귀대 : 머리, 절단부위에 사용하는 붕대법이다.
•환행대 : 붕대법의 시작과 마무리에 여러 번 겹쳐서 감는 방법이다.
•사행대 : 부목 등을 고정할 때 사용하는 붕대법으로 겹치지 않게 감아 올라간다.
•나선대 : 굵기 변동이 적은 부위에 사용하는 붕대법으로 1/2~1/3 정도 겹치게 감는다.
•팔자대 : 손목, 팔꿈치, 무릎 등의 관절을 고정시킬 때 사용하는 붕대법이다.
•나선절전대 : 종아리나 전박처럼 굵기가 급격하게 변하는 부위에 감는 방법이다.

84 ④ 회음부는 요도, 질, 항문 순서로 되어 있어 뒤쪽에서 앞쪽으로 닦을 경우 감염을 일으킬 수 있기 때문에 앞쪽에서 뒤쪽으로 닦는다.
① 발끝에서 허벅지 쪽으로 닦는다.
② 복부는 배꼽을 중심으로 시계방향으로 마사지한다.

이는 장운동을 활발하게 하여 배변에 도움이 된다.

③ 손끝에서 겨드랑이 방향으로 닦는다.

⑤ 얼굴 → 목 → 팔 → 가슴 → 복부 → 다리 → 등 → 회음부 순으로 닦는다.

85 ② 욕조에 1/3~1/2 정도 물을 채우고 나서 대상자가 욕조에 들어갈 수 있도록 한다.

③ '사용 중' 팻말을 걸어두고 문을 잠그지는 않는다.

④ 욕조에 들어가거나 나올 때는 건강한 쪽 다리, 아픈 쪽 다리 순으로 옮겨 놓게 한다.

⑤ 대상자가 욕조 안에서 실신했을 경우에는 가장 먼저 욕조 안의 물을 뺀다.

86 ② 비만은 복부 내 압력을 증가시켜 복압성 요실금을 유발하기 때문에 체중을 조절한다.

① 충분한 수분 섭취로 방광의 기능을 유지한다.

③ 복부를 압박할 수 있는 꽉 조이는 옷은 피하도록 한다.

④ 골반 근육 강화 운동(케겔 운동)을 할 수 있도록 돕는다.

⑤ 정해진 시간에 배뇨할 수 있도록 하고, 기저귀는 최후에 선택할 수 있도록 한다.

87 ④ 등척성 운동이란 석고붕대 또는 견인을 적용한 환자의 다리 근력을 유지하기 위한 것으로, 다리 근육을 수 초간 조였다가 푸는 것을 반복하여 관절의 움직임 없이 특정 근육을 강화시키는 운동이다.

88 ① 배와 엉덩이 근육을 사용하도록 하고 허리 근육은 사용하지 않는다.

② 액와 목발 보행 시 겨드랑이가 아닌 손바닥으로 몸무게를 지탱하도록 한다.

③ 목발을 이용해서 이동할 때 고개를 숙이지 말고 정면을 보며 걷도록 한다.

⑤ 환측(아픈쪽)에 서서 한쪽 팔로 환자의 허리를 안고, 다른 팔로는 팔꿈치 상완의 아랫부분을 안는다. 팔을 잡으면 환자가 넘어질 때 어깨관절이 탈구될 수 있다.

89 간호보조인이 양팔에 힘을 주고 휠체어 뒤를 발로 조심스럽게 눌러 휠체어를 뒤쪽으로 기울이고 앞바퀴를 들어 턱을 오른다.

90 ① 쇼크 – 골반고위

③ 복부 검진 – 배횡와위

④ 항문 검사 – 심스위

⑤ 복수 천자 – 반좌위

91 ① 침대 높이는 낮게 한다.

② 침대 바퀴의 잠금장치를 잠가둔다.

④ 취침 시 침대 난간을 올리고 취침하게 한다.

⑤ 야간에는 간접 조명을 켜두어 환자의 낙상을 예방한다.

92 ① 충수염, 피부 손상 부위 등에는 더운물 주머니 사용을 금한다.

② 20분 미만으로 적용하고, 물이 식으면 다시 더운물로 갈아준다.

③ 제공하기 전에 물의 온도가 46~52℃인지 확인한다.

④ 주머니를 거꾸로 들어 물지 새지 않는지 확인하고 제공한다.

⑤ 물을 1/2 정도 채우고 물을 입구까지 밀어 올려 공기를 제거한다.

93 ① 수술 부위는 털이 난 방향으로 면도하며, 솜털까지 완전히 제거한다.

② 약물은 수술 30분 전에 투약한다.

③ 삭모 후 로션을 바르지 않는다.

⑤ 환자가 의식이 있는 경우 본인에게 수술 동의서를 받고, 의식이 없거나 미성년자의 경우에는 보호자에게 동의서를 받는다.

94 ③ 대장내시경 검사 전날부터 금식을 유지해야 하며, 관장약을 이용해 장을 깨끗하게 비워놓아야 한다.

①·②·④·⑤ MRI, 심전도, 유방 초음파, 갑상선 초음파, 흉부 X-ray, 뇌파검사 등은 금식이 필요하지 않은 검사이다.

95 **흉부압박에 의한 합병증**
- 흉부손상 : 폐 또는 심장파열, 늑골골절, 흉골골절
- 복부손상 : 간 또는 비장의 손상, 늑막손상

96 자동심장충격기 사용 시 오른쪽 패드는 오른쪽 빗장뼈 밑에, 왼쪽 패드는 왼쪽 중간 겨드랑선에 붙인다.

97 ② 라이터, 성냥, 초 등을 사용하지 않는다.

③ 스파크 방지를 위해 전기장판, 난방기구 등은 사용하지 않는다.

④ 정전기 예방을 위해 모, 합성섬유 사용을 금지하고 대신 면 담요 및 의류를 사용한다.

⑤ 산소공급 시설이 있는 장소는 화재의 위험이 있으므로 주의사항을 잘 지켜야 한다.

98 ② 비강 캐뉼라는 의사소통과 식사에 방해가 되지 않아 병원에서 가장 많이 사용하는 산소공급 방법이다.

99 ② 분실 위험이 있는 귀중품이나 현금 등은 집으로 돌려보내거나 보호자가 보관하도록 한다.

③ 의사소통이 가능한 환자의 본인 확인은 반드시 본인의 대답, 등록번호, 팔찌 등과 대조하여야 한다.

④ 감염성 질환 환자가 사용한 물품은 고압증기멸균으로 소독하여 봉투에 넣어 보관한다.

⑤ 병동에 환자가 입원하면 가장 먼저 침상을 정돈하고 병실을 안내해 주어야 한다.

100 ① 일상생활을 할 때 "6시예요. 저녁 식사하세요."라고 말하며 항상 현재 상황을 알려준다.

② 막연하게 "어디 불편한 곳이 있으세요?"보다는 신체 부위를 짚어가며 "여기가 아프세요?"와 같이 구체적으로 질문한다.

③ 어린아이 대하듯 하지 않으며 반드시 존칭어를 사용한다.

④ "양치하신 후 신발을 신고 외출하세요."보다는 "양치하세요.", "신발을 신으세요.", "외출하세요."라고 한 번에 한 가지씩 차례로 이야기한다.

⑤ "이것은 해도 되고 저것은 안 된다."라는 표현 대신 할 수 있는 것이 어떤 것인가를 정확히 이야기해 주는 것이 좋다.

간호조무사 실전동형 봉투모의고사 제2회 해설

1	2	3	4	5	6	7	8	9	10
④	②	③	⑤	③	③	①	⑤	③	⑤
11	**12**	**13**	**14**	**15**	**16**	**17**	**18**	**19**	**20**
④	⑤	①	⑤	②	②	④	④	⑤	③
21	**22**	**23**	**24**	**25**	**26**	**27**	**28**	**29**	**30**
④	②	③	⑤	⑤	④	③	③	②	①
31	**32**	**33**	**34**	**35**	**36**	**37**	**38**	**39**	**40**
②	⑤	③	⑤	⑤	③	④	②	①	③
41	**42**	**43**	**44**	**45**	**46**	**47**	**48**	**49**	**50**
⑤	④	⑤	③	②	⑤	⑤	②	②	②
51	**52**	**53**	**54**	**55**	**56**	**57**	**58**	**59**	**60**
②	⑤	④	④	①	④	③	⑤	①	①
61	**62**	**63**	**64**	**65**	**66**	**67**	**68**	**69**	**70**
②	⑤	③	④	④	②	⑤	②	④	④
71	**72**	**73**	**74**	**75**	**76**	**77**	**78**	**79**	**80**
⑤	①	③	②	④	④	①	③	⑤	⑤
81	**82**	**83**	**84**	**85**	**86**	**87**	**88**	**89**	**90**
④	①	⑤	①	③	⑤	②	②	②	①
91	**92**	**93**	**94**	**95**	**96**	**97**	**98**	**99**	**100**
④	①	③	②	①	①	③	④	①	⑤

01 ① 근무 전 개인 사유로 근무시간을 변경할 때는 관리자와 먼저 상의 후, 시간을 변경하도록 한다.
② 의사 및 간호사의 지시와 감독에 따라 지시업무를 수행하여야 한다.
③ 환자의 상태나 의사의 치료방침에 대해서 질문을 받을 때에는 의사나 간호사에게 묻도록 가족에게 친절하게 설명한다.
⑤ 환자가 금품 등을 제공할 때는 병원 규칙을 설명하고, 정중히 거절한다.

02 ① 의료폐기물은 생활폐기물과 분리하여 배출해야 한다.
③ 태반 등은 부패나 변질의 우려가 있어 전용용기에 넣어 냉장 및 냉동 시설에 보관한다.
④ 의료폐기물은 발생 즉시, 전용용기에 격리하여 배출해야 한다.
⑤ 보건, 의료기관뿐만 아니라 동물병원에서 배출되는 폐기물 중에서도 인체에 감염 등 위해를 줄 우려가 있는 폐기물은 의료폐기물에 해당한다.

03 ③ 물품 재고 조사는 현재 소유하고 있는 물건의 수량과 품목을 확인하는 작업으로 추후 구매할 양을 정확히 알 수 있고, 낭비 및 분실된 물품의 수량을 알 수 있다.

04 ① 화재 시 해당 부서에 화재가 난 것을 알리고, 병원 내 사람들부터 우선 대비시킨다.
② 자력으로 움직일 수 있는 환자 및 내원객부터 먼저 대피시킨다.
③ 화재 발생 시 계단을 이용하여 이동하게 한다.
④ 불길에 번지지 않게 방화문을 닫는다.

05 ③ 심장 판막은 심방과 심실 사이, 심실과 혈관 사이에 위치하면서 심장의 수축과 이완에 따라 열렸다 닫혔다를 반복한다. 이를 통해 혈액의 흐름을 조절하고 혈액의 역류를 방지한다.

안심Touch

06 ③ 항이뇨 호르몬은 뇌하수체 후엽에서 분비되며, 체내 수분 부족 시 신장에서 물의 재흡수를 촉진하는 역할을 한다.
① 옥시토신은 뇌하수체 후엽에서 분비되며, 분만 시 분만 진행을 돕는 자궁 수축 호르몬이다.
② 성장 호르몬은 뇌하수체 전엽에서 분비된다.
④ 갑상샘 자극 호르몬은 뇌하수체 전엽에서 분비되며, 갑상샘 호르몬의 분비를 촉진한다.
⑤ 부신피질 자극 호르몬은 뇌하수체 전엽에서 분비되며, 부신피질 호르몬의 분비를 촉진한다.

07 ① 철분제는 복용 시 검정색 변이 배출될 가능성이 있으며, 특히 액상 철분제를 먹을 때는 액체가 이에 닿으면 검게 착색을 일으킬 수 있으므로 빨대를 이용하는 것이 좋다.

08 ⑤ 국소마취제로는 리도카인, 프로카인, 코카인 등이 사용되며, 이 중 리도카인은 심실성 부정맥 치료제이기도 하다. 리도카인은 치과나 성형외과, 피부과에서 많이 사용한다.

09 ③ 간질환이 있으면 지방 소화를 돕는 담즙의 양이 부족하므로 지방을 제한할 필요가 있다. 따라서 저지방 식이가 필요하다. 또한 세포 재생 및 기력 보충을 위한 고단백질 식이 및 고비타민 식이가 필요하다.

10 ⑤ 수술 후 회복기 환자에게 고단백질식과 고비타민식을 제공하면 피부 재생 및 회복에 도움이 된다.

11 ④ 상아질은 치아에서 가장 넓은 부위로, 치아의 형태를 만드는 주축이 되는 부분이다. 상아질은 법랑질의 충격을 흡수하는 완충 역할을 하며, 법랑질보다 강도가 약해 충치 침범 시 쉽게 썩는 부위이기도 하다.
① 치근은 치아뿌리로, 치조골 안에 있는 치아 부분이다.
② 치관은 잇몸 바깥으로 나와 있어 눈에 보이는 치아 부분이다.
③ 치경은 치관과 치근의 경계 부분이다.
⑤ 백악질은 치근(치아 뿌리)을 싸서 치아를 치조골에 붙이는 역할을 하며, 시멘트질이라고도 한다.

12 ⑤ 타액은 구강 내 세균으로부터 치아를 보호하고 산을 중화하는 작용을 하므로 타액의 분비량 감소는 치아 우식증의 발생빈도를 높인다.

13 ① 구법(뜸)은 약물을 몸의 특정 부위에서 태우거나 태운 김을 쏘여 온열 자극을 줌으로써 질병을 치료하는 방법으로, 보통 쑥을 약물로 사용한다. 뜸을 통해 면역 증진 작용, 진통 억제 작용, 혈액순환 및 증혈 작용 등의 효과를 얻을 수 있다.

14 ① 어지러움이 있으면 압력 및 횟수를 줄인다.
② 육식 또는 고칼로리의 산성 음식 섭취를 제한하고, 자연식 섭취를 권장한다.
③ 식사 직전이나 직후 또는 과도한 운동 후에는 부항치료를 삼간다.
④ 습식 부항 이용 시 1회 사혈량은 10ml가 넘지 않도록 한다.

15 ② 입술 움직임이 대상자에게 도움이 되기 때문에 얼굴을 마주해서 대화를 시도한다.
① 마스크를 벗고 대화한다.
③ · ④ 언어적 의사소통보다 수화와 같은 비언어적 의사소통을 활용한다.
⑤ 자세하고 길게 설명하는 것보다 간단하고 명확한 단어로 설명한다.

16 ① 선천면역은 자연적으로 체내에 형성된 면역으로 타고난 것이다.
③ 인공수동면역은 감염병에 노출되거나 감염병이 유행하여 감염병을 차단하기 위해 순간적으로 사용하는 항체로, 즉시 효력이 있으나 지속력이 짧다.
④ 자연능동면역은 감염병을 앓고 형성된 면역으로, 홍역, 볼거리 등에 걸리고 생기는 영구면역 등이 해당한다.
⑤ 인공적으로 항원을 투여해 면역체를 얻는 면역은 인공능동면역이다.

17 ④ 투베르쿨린반응검사(결핵반응검사) 결과, 음성이 나온 것은 결핵균에 노출된 적이 없다는 의미이므로 BCG 접종의 효과가 없던 것으로 볼 수 있으므로 BCG 재접종을 한다.

18 ④ 소변에서 단백질, 지방(케톤), 혈액, 당, 빌리루빈 등이 검출된다면 비정상적인 소변에 해당한다.

19 ① 성장 속도가 빠르다.
② 주변 조직으로 잘 침윤하므로 수술 시 종양 제거가 힘든 편이다.
③ 양성 종양에 비해 예후가 나쁘다.
⑤ 피막이 없어 주변 조직으로 잘 침윤한다.

20 ③ 수술한 측 팔의 보호를 위해 정맥주사 및 혈압측정을 금지한다.
① 슬관절 운동은 유방절제술 환자의 회복과는 관련없다.
② 압박드레싱은 수술부위의 유합을 촉진하기 위함이다.
④ 수술 후 재활을 빨리하는 것은 좋지만, 무거운 물건 들기는 오히려 림프부종을 발생시킬 수 있다.
⑤ 부종 방지를 위해 수술한 측 팔은 심장보다 높은 위치에 둔다.

21 ① 수분섭취를 제한한다.
② 이뇨제를 사용한다.
③ 반좌위 자세를 유지한다.
⑤ 수시로 의식을 확인한다.

22 ① 눈 세척 필요 시 생리식염수(0.9%, NaCl)를 사용한다.
③ 세안 및 머리감기는 2주간 제한한다.
④ 수영장 및 공중목욕탕은 4주간 제한한다.
⑤ 안구 운동을 자제한다.

23 ③ 태반조기박리는 임신 후반기에 정상 태반이 박리되는 것으로, 심한 복통 및 질출혈이 나타나며 응급 제왕절개수술이 필요하다.
①·②·④·⑤ 유산, 포상기태, 자궁 외 임신, 자궁경관무력증은 대개 임신 전반기(임신 시작~5개월)에 발생하는 출혈 요인이다.

24 ⑤ 파수 후 가장 먼저 할 일은 태아심음을 청취해 태아의 상태를 확인하는 것이다.
① 태아의 정상분만 태위는 두정위이다.
② 진진통은 분만을 알리는 대표 신호로, 규칙적이다.
③ 발로(복압이 없어도 아두가 계속 보이는 상태) 이후에 복압을 제거하도록 돕는다.
④ 경산모는 자궁경부가 7~8cm 개대 시 분만실로 이동시킨다.

25 ① 규칙적으로 3시간 간격으로 젖을 짜낸다. 자주 먹이거나 짜면 젖 생산이 많아지게 된다.
② 유두는 물로만 세척한다. 비누로 세척 시 피지선이 제거되어 유두열상을 야기할 수 있다.
③ 분만 직후부터 모유수유를 시작하는 것이 유즙 분비를 촉진한다.
④ 유즙을 짜낼 때는 유방에 유즙이 남아있지 않도록 한다.

26 ① 출생 후 1분과 5분 후 두 번 측정한다.
② 출생 후 가장 먼저 관찰할 사항은 호흡(울음소리)이다.
③ 심박동(맥박수), 호흡, 피부색, 근육긴장도, 반사반응을 검사한다.
⑤ 총 10점 만점 중 7점 이상이면 건강한 것으로 판단한다.

27 ③ 모로반사(moro reflex)는 신생아에게 자극을 주면 팔을 벌리면서 안으려고 하는 반사 반응으로 출생 시 쇄골골절, 뇌손상이 있을 때는 이 반응이 확인되지 않는다.

28 ① 미숙아는 스펀지 목욕을 시행한다.
② 체중은 인큐베이터(보육기) 안에서 측정한다.
④ 인큐베이터(보육기) 안의 온도는 30℃ 정도가 좋다.
⑤ 미숙아한테서 가장 먼저 살펴야 할 것은 기도폐쇄 여부이다.

29 ② 설사는 소화, 흡수 및 분비기능의 장애로 생긴 증상으로 수분 및 전해질 소실을 가져온다. 따라서 설사의 치료는 수분 및 전해질을 보충해주는 것이 가장 중요하다.

30 ② 포화지방산 대신 불포화지방산 함유 식품을 많이 섭취한다. 불포화지방산은 체내 LDL을 낮추고, 고지혈증을 예방한다.
③ 물은 금기가 아니라면 충분히 마시도록 한다.
④ 칼슘 흡수를 돕기 위해 비타민 D를 함께 섭취한다.

⑤ 채소, 과일류뿐만 아니라 해조류, 버섯류 등 저칼로리 고섬유질 식품을 많이 섭취한다.

31 ② 폐렴은 폐 조직에 염증이 생긴 것을 말하며, 세균이나 바이러스 등의 침범 및 기도를 통한 이물질 흡입 등으로 인해 발생한다.

32 ⑤ 석양 증후군을 막기 위해서 단순한 일거리를 제공하거나 손뼉치기, 노래 부르기 등의 다른 관심사로 전환시킨다.
① 이해하지 못할 때는 반복해서 들려주며, 간단한 문장을 사용한다.
② 어린아이 대하듯 하지 않으며, 환자를 인격적으로 대한다.
③ 억제대를 반드시 사용해야 하는 것은 아니며, 억제대 사용 시 대상자 및 보호자의 동의가 있어야 한다.
④ 환경을 자주 바꿔주면 불안해할 수 있다.

33 ③ 무의식 환자의 응급처치 시 기도를 유지하는 것이 가장 먼저 해야 할 일이며, 가장 중요하다.

34 ⑤ 흐르는 물에 15~20분간 씻고, 즉시 응급진료를 받아야 한다.
①·② 눈에 항생제를 투여하거나 면봉으로 닦지 말고 즉시 흐르는 물로 씻어내야 한다.
③ 절대로 손으로 눈을 비비거나 누르지 말아야 한다.
④ 눈에 화학약품이 들어가서 심각한 손상을 일으키면 실명까지 될 수 있으므로 흐르는 물에 눈을 대고 약품을 씻어낸 후 즉시 병원으로 가서 응급진료를 받는다.

35 ⑤ 열피로는 고온 노출로 인한 탈수로, 심박출량 부족 증상 및 발한 증상, 말초혈관 운동신경의 조절장애 등이 나타나는 것이다. 이때 탈수가 심하면 5% 포도당 주사를 놓는다.
① 얼음물 마사지는 열사병일 때 시행한다. 열사병에서는 체온 떨어뜨리기가 가장 중요하다.
② 열피로 시 따뜻한 음료(커피 등)를 마시게 한다.
③ 의식이 있다면 맥박 확인 후 강심제를 투여한다.
④ 시원한 곳에 눕히고 머리를 낮춰준다(쇼크체위).

36 ③「국민건강증진법」제2조 제2호에서 정의하고 있다.
①·②·④ WHO에서 규정한 보건교육이다.
⑤「국민건강증진법」제2조 제6호에서 정의하고 있는 "건강친화제도"에 대한 설명이다.

37 **보건교육의 진행 방향**
• 친숙한 것 → 낯선 것
• 단순한 것 → 복잡한 것
• 직접적인 것 → 간접적인 것
• 과거의 내용 → 최신의 내용
• 쉬운 것 → 어려운 것

38 • 평가 단계에 따른 분류

진단평가	교육을 실시하기 전의 평가
형성평가	교육이 진행되는 동안 교육 방법이나 내용을 개선하기 위해 수시로 실시하는 평가
총괄평가	교육이 끝난 후의 평가

• 평가 효율에 따른 분류

과정평가	교육이 계획대로 진행되었는지에 대한 평가
영향평가	교육의 결과로 나타난 영향에 대한 단기적 평가
성과평가	교육을 통한 성과에 대한 장기적 평가
구조평가	투입되는 자원이 적절한지에 대한 평가

39 ① 관찰법 : 시범보건교육 종료 후 평가하기에 가장 좋은 방법으로 행동 측정에 유용
② 평정법 : 평가내용을 수치화하여 평가하는 방법
③ 질문지법 : 질문을 서면화하여 피험자가 응답하게 하는 방법
④ 지필검사 : 문서형태로 응답하게 하는 방법
⑤ 구두질문법 : 대면하고 바로 말로 질문하여 알아보는 방법

40 ① 국민건강보험공단의 업무이다.
② 보건소의 업무이다.
④ 행정안전부의 업무이다.
⑤ 근로복지공단의 업무이다.

41 우리나라 보건의료전달체계는 주로 자유방임형을 채택 중이며 일차진료 단계에서 전체 질병의 70~80%를 처리한다.

자유방임형	사회보장형
우리나라, 미국, 일본 등	영국, 캐나다, 북유럽 등
정부간섭 최소화, 민간주도	강력한 정부 주도형
국민에게 선택권을 부여하고 의료진의 재량권을 인정하여 의료의 질적 수준이 높음	관료적이고 행정체계가 복잡하며 의료수준이 전반적으로 낮음

42 행위별수가제(Fee-for-Service)는 서비스 제공마다 금액을 산정하며 최적의 의료 서비스를 제공받을 수 있으나 과잉 진료나 의료비 증가의 문제가 있다.

43 ① 일차보건의료 담당은 보건소(보건의료원 포함), 보건지소, 보건 진료소, 의원급이다.
② 대두배경은 종합병원의 치료중심 의료, 의료인력 및 자원의 불균형, 비전염성 질환의 양상, 인간의 기본권 보장, 의료인력의 전문화 등이다.
③ 보건소에서는 진료의뢰서가 필요 없고, 3차 의료기관인 상급종합병원을 이용할 때 일부의 경우를 제외하고 진료의뢰서가 있어야 보험혜택이 적용된다.
④ 보건진료 전담공무원은 보건진료소에 배치돼 의료행위, 건강증진사업 등의 역할을 수행하는 전문 인력으로, 간호사·조산사 면허 보유자가 직무교육과정을 수료했을 때 보건진료 전담공무원 자격을 갖추게 된다.

44 ③ 능력에 따라 보험료는 차등 부과되지만 보험급여는 균등하게 이루어진다.
① 우리나라 국민건강보험은 강제성이 특징이다.
② 보험자는 국민건강보험공단이다.
④ 국민건강보험심사평가원이 의료비 심사를 담당한다.
⑤ 1989년에 전 국민 건강보험이 실시되었다.

45 ① 시설급여 : 장기요양기관에 장기간 입소한 수급자에게 신체활동 지원 및 심신기능의 유지 및 향상을 위한 교육이나 훈련 등을 제공하는 장기요양급여이다.
③ 방문요양 : 요양보호사가 가정을 방문하여 신체나 가사활동을 지원하는 일이다.
④ 단기보호 : 수급자를 보건복지부령으로 정하는 범위 안에서 일정 기간 동안 장기요양기관에 보호하여 신체활동 지원, 심신기능의 유지 및 향상을 위한 교육이나 훈련 등을 지원하는 일이다.
⑤ 특별현금급여 : 가족요양비, 특례요양비, 요양병원 간병비를 「노인장기요양보험법」에 따라 지원하는 일이다.

46 밀폐된 실내의 이산화탄소 증가로 인한 군집독(群集毒)에 대한 예방 및 대처 방법은 적절한 환기를 주기적으로 실시하는 것이다.

47 수질오염지표검사

용존 산소량 (DO ; Dissolved Oxygen)	물에 녹아 있는 산소로, 일반적으로 깨끗하고 수온이 낮은 맑은 물일수록 DO가 높다. 플랑크톤이나 염분과는 반비례 관계에 있다.
생물학적 산소요구량 (BOD ; Biochemical Oxygen Demand)	수중에 있는 유기물질을 20℃에서 5일간 미생물에 의해서 호기성 상태로 분해·산화시키는 데 소비되는 산소량으로, 수질과는 반비례 관계에 있다.
화학적 산소요구량 (COD ; Chemical Oxygen Demand)	수중의 유기물질을 화학적으로 산화시킬 때 소모되는 산소량으로, 수질과는 반비례관계에 있으므로 COD가 높으면 DO가 감소한다.

48 ① 소각법 : 의료폐기물 처리 시 사용되며 가장 위생적이나 공기 오염이 우려되는 방법이다.
③ 퇴비법 : 음식찌꺼기나 낙엽 등의 가연성 쓰레기에 분뇨를 혼합하고, 세균, 방선균 및 곰팡이 등을 이용하여 비료를 만드는 방법이다.
④ 투기법 : 가장 비위생적인 방법으로, 생석회 등을 이용해 빈번하게 소독해야 한다.
⑤ 고형화법 : 오염된 토양에 고형화제나 안정화제를 혼합하여 토양 내 오염물질의 이동 확산을 방지하는 방법이다.

49 ② 감염형 식중독균으로는 살모넬라균, 장염 비브리오균, 장출혈성 대장균 등이 있다.

① · ③ · ⑤ 독소형 식중독균이다.

④ 아미그달린은 자연독 식중독 중에서 청매중독을 일으키는 성분이다.

50 ② 잠함병 : 해녀병으로도 불리며 깊은 수중에서 작업하다가 급히 해면으로 올라올 때, 기압차에 의해 공기 색전증이 발생하여 일어나는 산소 부족 현상

① 진폐증 : 규소, 석면 등에 의해 폐포에 섬유증식증이 발생되는 질환

③ 새집증후군 : 새집 입주 시 여러 자재에서 휘발되는 유해물질로 인해 실내공기가 오염되어 두통, 피부염, 눈과 목의 따가움 등을 일으키는 증상

④ 미나마타병 : 수은 중독으로 인한 중추신경계의 손상을 일으키는 질환

⑤ VDT증후군(단말기증후군) : 장시간 컴퓨터 사용으로 인해 발생하는 건강장애로, 목이나 어깨의 결림현상, 팔 등의 근육통, 눈의 피로, 정신신경계 증상을 동반하게 되는 질환

51 ② 자가검진은 조기 발견을 위한 2차 예방에 해당한다.

질병 예방의 분류

1차 예방	질병이 발생하기 전에 인간의 건강 수준 자체를 향상시키고 저항력을 높이는 것으로 질병예방, 건강유지, 건강증진 활동을 하는 단계(예방접종, 산전간호, 보건교육, 상담 등)
2차 예방	조기 발견과 진단, 조기 치료의 단계로 질병의 발전을 지연시켜 중증화되는 것을 예방하는 단계(흉부 X선 촬영 → 결핵의 조기 발견, 당뇨환자의 철저한 식이요법 등)
3차 예방	치료 후에 그 잔재 효과를 최소한으로 줄이는 재활 및 사회복귀 단계(물리치료, 재활, 정신질환자의 사회복귀 촉진 등)

52 **감염병 발생의 양상**

- 세계적(범유행성, Pandemic) : 독감, 코로나19 등
- 전국적(유행성, Epidemic) : 유행성감기, 뇌염 등
- 지역적(토착성, 지방성, Endemic) : 간디스토마, 장티푸스 등
- 산발적(Sporadic) : 렙토스피라증, 유행성출혈열 등

- 주기적(Periodic) : 일반적으로 2~4년마다 한 번씩 유행이 일어나는 감염병으로 홍역, 백일해 등

53 ④ 간디스토마 : 우리나라 5대강 유역에서 발생하며 붕어, 잉어 등의 민물고기 섭취를 통해 감염되는 기생충이다.

① 무구조충 : 원인이 덜 익힌 소고기 섭취로 감염, 길이가 매우 길다.

② 유구조충 : 원인이 덜 익힌 돼지고기 섭취로 감염, 분변으로 확인한다.

③ 사상충 : 원인이 모기이며, 혈액을 통해 확인한다.

⑤ 폐디스토마 : 게, 가재 생식이 원인으로 객담검사로 확인한다.

54 **병원체의 탈출 경로**

호흡기계	• 가장 위험하고 흔한 경로 • 공기감염 : 홍역, 결핵, 수두, 독감(신종플루) • 비말감염 : 유행성 이하선염, 풍진, 백일해, 감기
소화기계	• 환자의 타액, 구토물, 대변 • A형 간염, 장티푸스, 콜레라
비뇨기계	성병 : 임질, 매독
개방병소	상처를 통해 탈출 : 한센병(나병), 매독
기계적 탈출	주사기 등 : B형 간염, C형 간염, AIDS

55 ① 매독은 임신 20주 이후 태아에게 수직 감염되기 때문에 20주 이전에 조기 발견해서 조기 치료하는 것이 매우 중요하다.

② 풍진은 임신 초기에 산모가 감염되어 태아에게 선천성 기형(소두증, 백내장, 난청, 심장 질환)의 문제를 일으키는 질환이다.

③ 임질은 임균(Neisseria gonorrhea)에 감염된 질환으로 신생아 임균 눈염을 유발시킨다.

④ 헤르페스는 단순 포진으로 I형(구강주변), II형(성기주변)이 있다. 유산, 조산, 기형, 성장 지연 등을 초래하며 항바이러스제 등으로 치료한다.

⑤ 톡소플라즈마증은 고양이 분변, 오염된 토양을 만진 손을 통해 경구감염되는 질환으로 간과 비장증대, 신경학적 장애 등을 일으킨다.

56 ① 노령화 사회일수록 총부양비가 높다.
② 경제활동 인구에 대한 비경제활동 인구의 비이다.
③ 총부양비가 높을수록 경제발전에 어려움이 따른다.
⑤ 경제활동 인구는 15~64세 인구이고, 비경제활동 인구는 유년인구(0~14세 인구) + 노년인구(65세 이상 인구)이다.

57 ③ 신생아사망률 =

$$\frac{\text{같은 해의 생후 28일 미만의 사망아 수}}{\text{특정 연도의 출생아 수}} \times 1,000$$

58 ① 모성과 아동은 다른 연령층에 비해 질병에 대한 감수성이 높다.
② 모자보건 대상은 전체 인구의 약 50~70%이다.
③ 지속적인 관리와 예방사업 등으로 큰 효과를 얻을 수 있다.
④ 아동은 적절한 치료를 하면 만성화되지 않는다.

모자보건사업의 중요성
• 대상이 전체 인구의 2/3(50~70%)를 차지한다.
• 영유아, 모성은 질병에 이환되기 쉽고 영유아기의 건강문제는 치명률이 높거나 후유증으로 장애가 되기 쉽다.
• 지속적인 건강관리와 예방사업으로 큰 효과를 얻을 수 있다.
• 방치하면 후유증과 사망률이 높아진다.
• 어린이는 다음 세대를 이어갈 인적 자원이므로 영유아의 건강관리는 중요하다.
• 취업여성이 많아짐에 따라 모자보건의 중요성이 더 부각되고 있다.
• 적은 비용으로 건강증진에 기여하는 정도가 크다.

59 보건복지부는 2006년부터 선천성 대사이상질환 6종에 대한 무료 검사를 실시하고 있다. 이 검사에는 페닐케톤뇨증, 갑상선기능저하증, 갈락토스혈증, 호모시스틴뇨증, 단풍당뇨증, 선천성 부신과형성증이 있다.

60 ① 신생아는 생후 1개월 이내에 결핵과 B형 간염을 접종해야 한다.
②·③ 수두와 풍진은 생후 12개월부터 예방접종을 권하고 있다.
④·⑤ 백일해·파상풍은 생후 2개월(1차 접종)·4개월 (2차 접종)·6개월(3차 접종)에 예방접종을 해야 한다.

61 지역사회 간호사의 역할
• 지역사회 보건조직 관리자 : 지역사회 보건사업의 기획, 조직, 지휘, 평가 등을 한다.
• 간호제공자 : 직접적인 간호를 제공한다.
• 대변자(대변인, 옹호자) : 건강소비자(개인, 가족, 지역사회)를 대신하여 그들의 입장에서 의견을 제시함으로써 권리를 찾을 수 있도록 지지해 준다.
• 알선자(의뢰자) : 주민의 다양한 요구를 여러 분야와 접촉하여 의뢰하는 역할을 한다.
• 변화 촉진자 : 지역사회로 하여금 간호를 시행하는 기관에 쉽게 접근할 수 있는 방안을 모색하고 보건의료 시설 및 전문가를 적절히 이용할 수 있도록 촉진하는 역할을 한다.
• 교육자 : 직·간접적인 방법을 통하여 보건교육을 실시한다.
• 상담자 : 전문적인 지식, 기술을 기반으로 주민의 건강문제에 대한 상담역할을 수행한다.
• 정보수집자 및 보존자 : 각종 의료와 보건, 건강에 대한 정보를 수집하고 보존하는 역할을 한다.
• 평가자 : 필요한 간호활동을 한 후에 목표달성도, 효과 등을 평가한다.
• 연구자 : 환자의 질병과 간호 방법 등을 연구한다.
• 조정자 : 대상자들의 상태와 요구에 따라 다른 요원들과 의사소통하며, 팀요원으로 다른 팀 요원들과 상호의존적인 관계를 맺는 역할을 한다.

62 ⑤ 투사 : 자신의 결점, 욕구, 충동 등을 타인의 것으로 간주해 버림으로써 스스로의 불안을 피하려는 방어기제이다.
① 회피 : 위험한 상황이나 대상으로부터 의식적, 무의식적으로 안전한 거리를 유지하려는 것이다.
② 퇴행 : 심한 좌절을 경험할 때 현재의 위치나 성숙의 수준을 과거 수준으로 후퇴하는 것이다.
③ 승화 : 본능적인 욕구나 참기 어려운 충동적인 에너지를 사회적으로 용납되는 형태로 바꾸려는 것으로 생산적·긍정적인 방어기제이다.
④ 해리 : 마음을 편치 않게 하는 성격의 일부가 그 사람의 지배를 벗어나 하나의 독립된 성격인 것처럼 행동하는 것이다.

63 ③ 1차 예방에는 질병 예방, 건강유지, 건강증진 등이 있다.

① · ⑤ 2차 예방에는 조기발견과 조치치료 등이 있다.

② · ④ 3차 예방에는 합병증과 불능으로의 진행을 막고 재활치료를 통한 기능회복, 사회복귀 촉진 등이 있다.

64 ④ 합리화 : 인식하지 못한 동기에서 나온 행동을 그럴듯한 이치에 맞는 이유를 내세워 합리화하는 행동이다.

① 회피 : 위험한 상황이나 대상으로부터 의식적, 무의식적으로 안전한 거리를 유지하려는 것이다.

② 부정 : 의식화된다면 도저히 감당하지 못할 어떤 생각, 욕구, 현실적인 존재를 무의적으로 거부함으로써 현실을 차단하는 행동이다.

③ 보상 : 자신의 성격, 지능, 외모 등과 같은 이미지의 결함을 메우기 위해 무의식적으로 노력하는 행위이다.

⑤ 반동형성 : 생각, 감정, 충동이 곤란스러워서 그 생각이나 행동과 반대되는 행동으로 나타내는 것이다.

65 간호조무사의 결격사유(의료법 제80조의3)
- 정신질환자(단, 전문의가 의료인으로서 적합하다고 인정하는 사람은 그러하지 아니하다)
- 마약 · 대마 · 향정신성의약품 중독자
- 피성년후견인 · 피한정후견인
- 법령을 위반하여 금고 이상의 형을 선고받고 그 형의 집행이 종료되지 아니하였거나 집행을 받지 아니하기로 확정되지 아니한 자

66 ② 동의입원은 정신질환자가 보호의무자의 동의를 받아 입원 등 신청서를 정신의료기관 등의 장에게 제출함으로써 그 정신의료기관 등에 입원 등을 할 수 있다. 정신의료기관 등의 장은 입원을 한 정신질환자가 퇴원을 신청한 경우에는 지체 없이 퇴원을 시켜야 한다. 다만, 정신질환자가 보호의무자의 동의를 받지 아니하고 퇴원을 신청한 경우에는 정신건강의학과전문의 진단 결과 환자의 치료와 보호 필요성이 있다고 인정되는 경우에 한정하여 정신의료기관 등의 장은 퇴원 등의 신청을 받은 때부터 72시간까지 퇴원 등을 거부할 수 있고, 퇴원을 거부하는 기간 동안 입원으로 전환할 수 있다(정신건강복지법 제42조).

① 정신질환자나 그 밖에 정신건강상 문제가 있는 사람이 입원 신청서를 정신의료기관 등의 장에게 제출함

으로써 그 정신의료기관 등에 자의입원 등을 할 수 있다(동법 제41조 제1항).

③ 정신질환자로 추정되는 사람으로서 자신의 건강 또는 안전이나 다른 사람에게 해를 끼칠 위험이 큰 사람을 발견한 사람은 그 상황이 매우 급박하여 입원 등을 시킬 시간적 여유가 없을 때에는 의사와 경찰관의 동의를 받아 정신의료기관에 그 사람에 대한 응급입원을 의뢰할 수 있다(동법 제50조 제1항).

④ 정신의료기관 등의 장은 정신질환자의 보호의무자 2명 이상(보호의무자 간 입원 등에 관하여 다툼이 있는 경우에는 선순위자 2명 이상을 말하며, 보호의무자가 1명만 있는 경우에는 1명으로 한다)이 신청한 경우로서 정신건강의학과전문의가 입원 등이 필요하다고 진단한 경우에만 해당 정신질환자를 입원을 시킬 수 있다. 이 경우 정신의료기관 등의 장은 입원을 할 때 보호의무자로부터 입원 신청서와 보호의무자임을 확인할 수 있는 서류를 받아야 한다(동법 제43조 제1항).

⑤ 정신건강의학과전문의 또는 정신건강전문요원은 정신질환으로 자신의 건강 또는 안전이나 다른 사람에게 해를 끼칠 위험이 있다고 의심되는 사람을 발견하였을 때에는 특별자치시장 · 특별자치도지사 · 시장 · 군수 · 구청장에게 대통령령으로 정하는 바에 따라 그 사람에 대한 진단과 보호를 신청할 수 있다(동법 제44조 제1항).

67 헌혈금지약물의 범위(혈액관리법 시행규칙 제9조)

영구적 헌혈금지약물	상대적 헌혈금지약물
• 에트레티네이트(Etretinate, 중증건선치료제) 성분의 약물 • 뇌하수체 유래 성장호르몬 • 소에서 유래한 인슐린 • 변종크로이츠펠트-야콥병(vCJD) 위험지역에서 채혈된 혈액의 혈청으로 제조된 진단시약 • 그 밖에 약물의 성분이나 특성 등을 고려하여 영구적 헌혈 제한이 필요하다고 보건복지부장관이 인정하여 고시하는 약물	• 아시트레틴 성분의 약물 • B형 간염 면역글로불린 또는 태반주사제 • 두타스테라이드 성분의 약물 • 이소트레티노인 또는 피나스테라이드 성분의 약물 • 그 밖에 약물의 성분이나 특성 등을 고려하여 일정 기간 헌혈 제한이 필요하다고 보건복지부장관이 인정하여 고시하는 약물

68 질병관리청장, 시ㆍ도지사 또는 시장ㆍ군수ㆍ구청장은 다음의 구분에 따라 조사를 실시하고, 예방접종 후 이상반응 사례가 발생하면 그 원인을 밝히기 위하여 역학조사를 하여야 한다(감염예방법 제29조).
- 질병관리청장 : 예방접종의 효과 및 예방접종 후 이상반응에 관한 조사
- 시ㆍ도지사 또는 시장ㆍ군수ㆍ구청장 : 예방접종 후 이상반응에 관한 조사

69 국민구강건강실태조사는 구강건강상태조사 및 구강건강의식조사로 구분하여 실시하되, 3년마다 정기적으로 실시하여야 한다(구강보건법 시행령 제4조 제1항).

70 ④ 결핵예방법 제2조 제5호
① 결핵환자는 결핵균이 인체 내에 침입하여 임상적 특징이 나타나는 자로서 결핵균검사에서 양성으로 확인된 자를 말한다(동법 제2조 제2호).
② 결핵의사환자는 임상적, 방사선학적 또는 조직학적 소견상 결핵에 해당하지만 결핵균검사에서 양성으로 확인되지 아니한 자를 말한다(동법 제2조 제3호).
③ 전염성결핵환자는 결핵환자 중 객담(喀痰)의 결핵균 검사에서 양성으로 확인되어 타인에게 전염시킬 수 있는 환자를 말한다(동법 제2조 제4호).

71 ① 일반적으로 식후, 운동 후에는 체온이 상승한다.
② 호흡기 질환자, 의식이 불분명한 환자, 구강 손상 환자 등은 구강체온을 측정하여서는 안 된다.
③ 적외선 피부체온계는 이마, 관자놀이 등에 적정거리를 두고 측정한다.
④ 3세 이하의 영유아는 귀를 후하방으로, 성인은 후상방으로 당겨야 외이도가 일직선이 되어 체온을 정확하게 측정할 수 있다.

72 심질환자와 노인, 신생아는 심첨맥박 부위를 1분간 측정한다.

73 ③ 남성과 아기는 복식호흡, 여성은 흉식호흡으로 확인한다.
① 모르핀 투여 후와 수면 중에는 호흡이 감소하며, 출혈이나 열이 나는 경우, CO_2가 많을 때 호흡이 증가한다.

② 호흡조절 중추는 연수, 체온조절 중추는 시상하부이다.
④ 활력징후는 체온 → 맥박 → 호흡 → 혈압 순으로 측정한다.
⑤ 호흡은 의식적으로 조절할 수 있는 활력징후이므로 환자가 눈치채지 못한 상태에서 측정하며, 측정 중에는 환자에게 대화를 시도하지 않는다.

74 ① 재측정이 필요한 경우에는 1~5분 후에 다시 시도한다.
③ 눈금이 2~3mmHg/초의 속도로 떨어지도록 커프에서 공기를 뺀다.
④ 팔에서 혈압을 측정할 경우에는 상완동맥에 청진기를 대고 움직이지 않게 고정한다.
⑤ 혈압계 눈금이 160~200mmHg까지 올라가도록 공기를 넣는다.

75 좌심실이 수축했을 때의 최고 압력을 수축기압, 좌심실이 이완했을 때의 최저 압력을 이완기압이라고 한다.

76 비위관은 코끝에서 귓불, 귓불에서 검상돌기까지의 길이를 측정하여 삽입한다.

77 • 섭취량
  - 경구 투여(물, 국, 주스 등)
  - 비경구 투여(수혈, 수액, 비위관 등)
• 배설량
  - 설사, 구토, 소변
  - 심한 발한
  - 출혈, 상처 배액

78 **침상 배변 자세**
• 환자가 엉덩이를 스스로 들 수 있는 경우 : 엉덩이 밑에 변기를 대준다.
• 환자 스스로 엉덩이를 들 수 없는 경우 : 무릎을 세우고 발에 무게중심을 준 뒤 둔부를 들게 해 변기를 대준다.
• 움직일 수 없는 환자의 경우 : 측위 자세에서 변기를 대주고 앙와위 자세로 변경한다.

79 유치도뇨를 실시할 때 여성은 배횡와위, 남성은 앙와위 자세를 취하도록 설명한다.

80 ① 소변주머니는 소변의 역류를 방지하기 위해 방광보다 아래에 고정한다.
② 유치도뇨관은 소변이 나오는 걸 확인한 후 2~4cm 더 삽입한다.
③ 여성의 도뇨관은 대퇴부에 남성의 도뇨관은 하복부에 고정한다.
④ 여성은 요도에서 항문 방향으로 위에서 아래로 소독한다.

81 멸균 방법

종 류	고압증기 멸균법	건열 멸균법	EO가스 멸균법
방 법	120℃에서 20~30분	• 140℃에서 3시간 • 160℃에서 1~2시간	에틸렌옥사이드 가스
물 품	수술용 기구, 면직류, 가운 등	파우더, 유리, 종이, 솜, 바셀린 거즈 등	고무, 플라스틱, 특수섬유 등

82 ② 대상자에게 사용한 주삿바늘에 찔린 경우 상처 난 부위의 혈액을 충분히 짜내고 흐르는 물과 비누를 이용해 깨끗이 씻은 후 상처부위를 소독한다.
③ 사용한 주삿바늘은 의료진의 부상을 예방하기 위해 뚜껑을 닫지 않는 것이 원칙이지만, 뚜껑을 꼭 씌워야 하는 경우에는 뚜껑을 바닥에 놓고 씌운다.
④ 대상자의 체액이 점막에 튄 경우 흐르는 물에 5분 이상 씻는다.
⑤ 감염 우려가 있는 대상자 처치 시 사용한 바늘, 칼날 등을 바닥에 떨어뜨린 경우 집게를 이용하여 줍는다.

83 상처 소독 방향
• 상처의 위 → 아래 방향
• 상처의 안쪽 → 바깥 방향
• 오염이 안 된 부위 → 오염된 부위

84 ① 열이 나거나 아픈 날에는 목욕을 피하는 것이 좋다.
② 머리에서 발 방향으로 닦아 준다.
③ 목욕을 마친 후에는 옷부터 입혀준다.
④ 신생아 목욕은 5~10분 안에 마친다.

⑤ 탯줄이 말라서 떨어질 때까지 신생아 통 목욕을 피하고 미숙아는 스펀지 목욕, 습진이 있는 아기는 오일 목욕을 해준다.

85 ① 맨 처음 마비된 쪽(왼쪽)의 팔을 낀다.
② 대상자를 건강한 쪽(오른쪽)으로 돌아눕게 한다.
④ 바로 누운 자세에서 수액을 먼저 건강한 쪽(오른쪽) 소매 안에서 밖으로 빼서 건다.
⑤ 마지막으로 건강한 쪽(오른쪽) 팔을 끼우고 단추를 잠근다.

86 ① 치약을 묻힌 칫솔을 45° 각도로 치아에 대고 잇몸에서 치아 쪽으로 3분간 세심하게 닦는다.
② 흡인을 예방하기 위해 측위 또는 반좌위, 고개를 옆으로 돌린 자세를 취하게 해 구강관리를 돕는다.
③ 치아의 바깥쪽, 어금니 안쪽, 윗니와 윗잇몸, 아랫니와 아래쪽 잇몸, 입천장, 혀, 볼 안쪽 순으로 닦는다.
④ 부드러운 칫솔을 사용하여야 잇몸의 출혈을 막을 수 있다.

87 수동운동이란 능동적으로 몸을 움직이기 어려운 환자를 타인이 운동시켜 주는 것으로, 근육 강도의 유지, 에너지 증가의 효과 없이 관절의 유연성만을 유지하기 위한 운동이다.

88 지팡이 보행
• 계단을 오를 때 : 지팡이 → 건강한 다리 → 아픈 다리
• 평지를 이동할 때 또는 계단을 내려갈 때 : 지팡이 → 아픈 다리 → 건강한 다리

89 ① 쇼크 – 골반고위
③ 분만 시 – 절석위
④ 태아위치 교정 – 슬흉위
⑤ 남성 인공도뇨 시 – 앙와위

90 ① 장갑 보호대는 소양증 환자가 피부를 긁어 상처 입거나 주삿바늘 또는 튜브 등이 제거될 위험을 방지하기 위해 적용한다.

② 팔꿈치 보호대는 주로 어린아이에게 적용하는 것으로, 정맥주사를 맞고 있는 아이가 팔꿈치를 구부리지 못하도록 한다.

③ 홑이불 보호대는 검사 시 영유아의 움직임을 억제하기 위해 홑이불이나 목욕 담요 등으로 싸는 것을 말한다.

④ 손목 또는 발목 억제대는 침상에서 낙상할 우려가 있는 환자의 손과 발에 침대와 연결된 끈으로 고정하여 움직임을 제한한다.

⑤ 재킷 보호대는 지남력이 상실된 혼돈 환자나 진정제 투여 환자, 자해하거나 폭력적인 행동을 보이는 환자에게 적용한다.

91 ① 20분 미만으로 적용하고 개방 상처에는 사용을 금지한다.
② 얼음주머니를 수건으로 감싼 후 적용한다.
③ 물을 1/2 정도 채우고 물을 입구까지 밀어 올려 공기를 제거한다.
⑤ 얼음주머니는 깨끗하게 씻어 건조한 뒤 공기를 넣어서 보관한다.

92 ① 수술실의 청결을 보조하고, 실수로 복강 내에 기구나 거즈가 들어갈 수 있으므로 수술 전과 후에 기구의 수를 정확히 확인한다.
② 환자의 이름과 성별, 연령, 병동과 병실이 적힌 팔찌를 착용시킨다.
③ 제왕절개 환자는 상부는 유두선부터 하부는 서혜부 중간까지 삭모한다.
④ 손 소독 후 손끝은 팔꿈치 위로 올려 흐르는 물에 손이 오염되는 것을 방지한다.
⑤ 수술 후 6~8시간 이내에 자연배뇨가 어려운 환자는 유치도뇨를 삽입하고 복부팽만으로 인한 방광손상을 예방한다.

93 수술 후 환자의 호흡기계 합병증을 예방하기 위해 심호흡과 기침을 시킨다.

94 ② 조영제(바륨)는 분변매복 부작용이 있으며, 검사 후 증상 호소 시 관장 등을 통해 매복된 변을 배출시킨다.
① 흉부 엑스레이는 금식이 필요 없는 검사이다.

③ 정맥신우 촬영 전에는 소변을 참고 촬영 후에 수분을 많이 섭취해 소변과 함께 조영제를 배출시킨다.
④ 흉부 엑스레이 검사는 폐와 심장의 기능을 확인하는 것으로 숨을 깊이 들이마신 상태에서 촬영한다.
⑤ 상부위장관 촬영을 앞둔 환자가 금식 중임을 잊고 간식을 섭취했을 경우 검사를 연기한다.

95 ① 폐와 혈관 내에는 심폐기능이 멈춘 후 약 6분 정도까지 생명을 유지할 수 있는 산소의 여분이 있으나 4~6분 이상 혈액순환이 되지 않는 경우 뇌 손상이 온다.
② 복강 내 장기의 손상을 방지하기 위해 흉골의 맨 밑의 칼돌기는 압박하면 안 된다.
③ 압박은 이완의 시간비율이 50:50이 되게 하되 손바닥이 가슴에서 떨어지면 안 된다.
④ 대상자의 가슴이 약 5cm 눌릴 수 있게 체중을 실어 압박한다.
⑤ 위가 팽창하지 않도록 주의한다. 위 팽창은 심각한 합병증을 유발할 수 있다.

96 제시문은 질식 대상자의 주요 증상으로 의식이 있는 경우 이물에 의한 기도폐쇄를 치료하기 위한 복부 밀어내기 방법인 하임리히법을 시행한다.

97 ① 멸균 생리식염수와 카테터는 8시간마다 교체한다.
② 저산소증을 예방하기 위해 1회 흡인 시간은 10초 이내로 제한하여 반복하되 총 5분을 넘지 않도록 주의한다.
④ 성인은 100~120mmHg의 압력에 맞추어 사용한다.
⑤ 의식이 있는 환자는 반좌위, 의식이 없는 환자는 측위 자세를 취해준다.

98 ① 고무포는 어깨에서 무릎까지 오도록 편다.
② 심한 화상을 입은 환자는 침구가 피부에 닿지 않도록 크래들 침상을 제공한다.
③ 베갯잇의 터진 곳이 출입문 반대편을 향하도록 둔다.
⑤ 밑홑이불의 솔기는 아래로 가도록, 윗홑이불의 솔기는 위로 가도록 준비한다.

99 전동 시 환자의 의무기록, 남은 약, 개인 물품 등을 이동할 병동으로 보낸다.

100 ① 대상자의 정면에서 눈을 보며 이야기한다.
② 이야기를 시작할 때는 어깨를 다독이거나 눈짓으로 신호를 준다.
③ 입력은 크게, 출력은 낮게 조절한다.
④ 목소리보다는 입을 크고 정확하게 벌리고, 몸짓이나 얼굴 표정 등을 통해 의미 전달이 보다 분명하게 되도록 돕는다.

간호조무사 실전동형 봉투모의고사 제3회 해설

1	2	3	4	5	6	7	8	9	10
⑤	②	①	⑤	④	②	⑤	②	④	①
11	**12**	**13**	**14**	**15**	**16**	**17**	**18**	**19**	**20**
⑤	③	③	⑤	①	①	④	①	①	④
21	**22**	**23**	**24**	**25**	**26**	**27**	**28**	**29**	**30**
⑤	④	⑤	⑤	⑤	①	②	⑤	④	①
31	**32**	**33**	**34**	**35**	**36**	**37**	**38**	**39**	**40**
⑤	⑤	⑤	①	④	②	②	⑤	⑤	④
41	**42**	**43**	**44**	**45**	**46**	**47**	**48**	**49**	**50**
⑤	①	⑤	①	②	⑤	④	③	②	①
51	**52**	**53**	**54**	**55**	**56**	**57**	**58**	**59**	**60**
②	①	②	⑤	①	⑤	③	①	②	①
61	**62**	**63**	**64**	**65**	**66**	**67**	**68**	**69**	**70**
⑤	⑤	②	⑤	⑤	①	②	⑤	②	③
71	**72**	**73**	**74**	**75**	**76**	**77**	**78**	**79**	**80**
①	②	③	⑤	②	④	⑤	④	②	④
81	**82**	**83**	**84**	**85**	**86**	**87**	**88**	**89**	**90**
⑤	①	②	②	④	④	②	④	⑤	④
91	**92**	**93**	**94**	**95**	**96**	**97**	**98**	**99**	**100**
①	①	②	④	②	①	④	②	①	⑤

01 간호조무사가 직업윤리를 준수해야 하는 이유
- 바람직한 행동의 방향을 제시해준다.
- 보건의료인으로 기쁨과 보람을 가져다준다.
- 직무를 정확히 알고 이행하므로 법적인 한계를 넘어서지 않게 된다.
- 간호와 관련하여 양심적이고 지혜로운 판단이 가능하게 해준다.

02 ① 눈 수술 이후에는 어두운 조명을 사용한다.
③ 바닥에 물이 있는 경우 미끄럼 방지를 위해 신속하게 닦는다.
④ 노약자 및 불안정한 환자의 침대 난간은 낙상 예방을 위해 반드시 올려놓는다.
⑤ 사용하지 않거나 보관 중인 휠체어도 바퀴 잠금장치는 잠궈둔다.

03 ② 기록은 객관적 사실만을 간단명료하게 작성한다.
③ 간호 기록은 미리하지 않고, 처치가 이루어진 직후에 작성한다.
④ 잘못 쓴 경우 수정액을 사용하지 않고 잘못 쓴 글자 위에 줄을 긋고, error를 표시하고 서명 후, 다시 기록을 해야 한다.
⑤ 기록 시 과거와 현재 시제만 사용하고 미래시제를 사용하지 않는다.

04 ① 환자의 입원 시 중요 물품은 반드시 보호자에게 맡겨 책임지도록 한다.
② 환자의 상황에 대한 진단은 간호조무사의 업무가 아니다.
③ 지시된 보조적 업무의 한계를 임의로 넘어서는 안 된다.
④ 환자에게 약을 잘못 주거나 바꿔주었을 경우 발견 즉시 반드시 간호사에게 보고한다.

안심Touch

05 ④ 교감신경이 흥분하면 동공이 확대되고, 맥박수가 증가하면서 혈압이 상승한다. 또한 방광이 이완되며 소화기관의 연동운동이 억제된다.

06 **비뇨기계의 배설 과정**
신장(콩팥) → 요관(수뇨관) → 방광 → 요도 → 몸 밖

07 ⑤ 항히스타민제의 대표 약물은 드멘히드리네이트로, 드라마민이라고도 한다. 이 약물은 멀미약으로도 사용되며, 부작용으로 졸음 및 전신 권태감이 나타날 수 있다.

08 **정맥주사의 특징**
• 대량의 수액이나 혈액 공급을 할 때 적합하다.
• 약물을 즉각적으로 투입하여 빠른 효과를 얻을 수 있다.
• 수분과 전해질, 영양 공급 및 균형 유지에 유용하다.
• 다른 투여방법이 대상자의 조직에 심한 자극을 줄 때 사용이 가능하다.
• 정맥주사는 주사 후 문지르지 않는다.

09 ④ 사구체 신염은 신장의 사구체에서 발생하는 염증성 질환으로, 신장염 혹은 신염이라고도 한다. 대체적으로 혈뇨 및 단백뇨, 요량 감소 및 식욕부진 등이 나타난다. 이때는 수분을 제한하고, 저염분(부종 감소), 저단백질 및 고탄수화물 식이를 하여 혈중요소질소(=BUN) 수치를 낮추고, 기력 보충을 해야 한다.

10 ① 임신 후기에는 태아의 철분 요구량이 증가하기 때문에 철분을 좀 더 섭취해야 한다.

11 ⑤ 스푼 익스카베이터(spoon excarbator)는 충치 치료 시 충치 부분을 제거할 때 쓰이는 기구로, 끝이 숟가락 모양으로 생겼다.
① 타구(spittoon)는 구강을 헹구고 타액을 뱉는 곳이다.
② 핀셋(pincette, cotton plier)은 구강 내 이물질을 빼거나 구강 내로 치료에 필요한 재료를 넣는 데 사용하는 기구이다.
③ 브래킷(bracket)은 치아 교정을 위하여 치아에 부착하는 장치이다.

④ 핸드피스(handpiece)는 구강 내에서 치아를 절삭하는 데 사용하는 기구이다.

12 ③ 제1대구치는 처음 맹출 시 유치 어금니(제2유구치) 뒤에 있어 유치와 혼동하기 쉬우며, 양치질이 원활하지 않아 충치 발생 위험이 높다.

13 ① 훈침은 자침을 적용받은 환자가 어지럼증, 가슴 두근거림, 메스꺼움을 호소하는 경우이다.
② 절침은 자침 후 침이 부러진 것으로, 핀셋을 이용하여 빼내야 한다.
④ 혈종은 침을 뺀 후 멍이 들거나 부어오른 것이다.
⑤ 만침은 침이 구부러진 것으로, 침을 기울어진 방향으로 서서히 빼낸다.

14 ① 심장에서 먼 곳(사지말단)부터 적신다.
② 발한으로 노폐물 배설을 촉진하는 것은 한증요법(발한요법)이다.
③ 동서고금의 공통적인 치료방법은 한증요법(발한요법)이다.
④ 냉탕은 16℃, 온탕은 42℃ 전후로 조절한다.

15 ① 패혈유산은 자궁 내 감염으로 인한 유산으로, 열, 질 출혈, 악취 등이 나타나기도 한다.
② 계류유산은 태아가 사망하여 자궁 내에 4~8주 이상 머무르는 것이다.
③ 절박유산은 임신 20주 이전에 질출혈이 동반되는 것으로, 임신 유지가 가능하다.
④ 습관적 유산은 자연유산이 3회 이상 연속 발생하는 것이다.
⑤ 불가피유산은 절박유산보다 심한 질 출혈 및 자궁수축, 양막 파열 등이 나타나고 자궁경관이 열려 있는 것으로, 임신 유지가 매우 어렵다.

16 ① 산소포화도의 정상 범위는 95~100%이다.
② 91~94%는 저산소증 주의 상태이다.
③ 81~90%는 호흡 곤란이 동반된 저산소증 상태이다.
④ 80% 이하는 심각한 저산소증 상태로 뇌와 심장의 기능이 손상될 수 있다.
⑤ 70% 미만은 조직이 제대로 산소를 공급받지 못해 생명이 위독한 상태가 된다.

17 ① 검사 전에 검사 후의 합병증에 대해 설명한다.
② 검체물은 일반적으로 지체 없이 검사실로 이송한다.
③ 검사 중 이상 반응 확인 시 의사에게 즉시 보고한다.
⑤ 스크린 등을 활용하는 것은 대상자의 프라이버시를 존중하기 위함이다.

18 ② 만성질환은 유병률이 발생률보다 높다.
③ 질병의 진행속도가 느리고 회복이 어려운 편이다.
④ 평균수명의 증가로 계속 증가 추세이다.
⑤ 3개월 이상 회복되지 않는 질병이 해당한다.

19 ② 약물은 정확한 시간에 맞춰 규칙적으로 복용한다.
③ 혈관 이완제가 대표적인 혈압 강하제이다.
④ 진단 시 비약물적 방법(체중 조절, 운동 등)을 먼저 시행한다.
⑤ 약 복용과 함께 체중 조절, 운동, 식이요법 등을 병행하여 혈압을 관리해야 한다.

20 ④ 추위에 민감하므로 체온 유지를 위해 담요를 제공한다.
①·②·③·⑤는 갑상선기능항진증 환자의 간호보조 활동에 해당한다.

21 ⑤ A형 간염은 감염된 음식물과 대변을 통해 전파되므로 환자가 사용한 식기는 끓인 후 씻는다.
① 간질환 환자에게는 저지방식을 제공한다.
② 수분섭취를 증가시킨다.
③ 감염 예방을 위해 환자와 함께 식사하는 것을 금지한다.
④ B형 간염, C형 간염은 감염된 혈액을 통해 전파되나 A형 간염은 감염된 음식물과 대변을 통해 전파된다.

22 ① 콧등 및 목덜미를 냉찜질해 준다.
② 혈액이 기도로 들어가지 않도록 고개를 앞쪽으로 숙인다.
③ 구강호흡을 하게 한다.
⑤ 입안으로 고인 피는 뱉어 구토를 방지한다.

23 ⑤ 매독은 4개월경 태반이 형성될 때 태아를 감염시킨다. 임산부 매독은 유산율 및 태아의 출산 후 사망률을 높인다. 또한 태아의 생존 후에도 안장코, 가성마비, 허치슨치아 등의 증상이 나타날 수 있다.

24 ⑤ 정상분만 후 오한이 발생한 경우 직접적인 열은 산후출혈의 위험이 있어 금하고, 대신 담요를 덮어주고 따뜻한 물을 제공하여 보온하도록 한다.

25 ① 초유는 임신 7개월부터 만들어져, 출산 이후 1~2주까지 분비된다.
② 신생아의 콩팥 기능에 맞는 적절한 농도의 노란색 농축유로 분비된다.
③ 면역글로불린 등의 면역 성분이 함유되어 균에 저항력이 높다.
④ 성숙유보다 단백질, 비타민 A 등의 함량이 더 많다.

26 ② 출산 후 24시간 내 태변 배출을 확인한다.
③ 신생아의 제대 소독은 70~75% 알코올을 이용한다.
④ 머리를 낮추고 고개를 옆으로 돌려 눕혀 호흡을 유지하고 기도 내 점액 배출이 원활하도록 한다.
⑤ 생리적 황달은 간 기능 미숙으로 신생아에게 흔히 나타나는 것으로, 출생 후 2~3일에 나타났다가 약 7일 후 없어진다. 만약 24시간 이내에 황달이 나타나면 용혈성 황달이므로 즉시 의사에게 보고해야 한다.

27 ① 머리에 찬물수건이나 얼음베개를 해주며, 발은 따뜻하게 한다.
③ 탈수를 확인하고 수분섭취를 증가시킨다.
④ 30~50% 알코올을 사용하여 알코올 마사지를 해준다.
⑤ 체온보다 2℃ 낮은 물로 미온수 목욕을 시작하며, 배는 냉해지면 복통 및 설사 가능성이 있으므로 복부는 제외한다.

28 **열상 시 간호 처치**
• 먼저 상처의 범위를 사정하고 비누와 물로 세척한다. 병원에서는 멸균된 생리식염수로 세척한다.
• 출혈이 있으면 직접압박법에 의한 지혈을 한다(거상-소독제-드레싱).
• 파상풍을 예방할 수 있는 처치를 한다.

29 ④ 이가 나기 전부터 젖은 거즈로 잇몸을 닦아주어 구강 위생 관리에 신경쓴다.
① 처음 나오는 유치는 하악유중절치이다.
② 생후 6개월이 지나면 이가 나기 시작하며, 이때부터 칫솔질을 시작한다.

③ 2~3세 이전에도 치약을 사용해 충치균 생성을 예방한다.
⑤ 혼자 칫솔을 사용하는 시기는 4~6세가 적절하다.

30 ② 서늘한 환경은 몸을 움츠리게 만들어 낙상 위험을 높인다.
③ 푹신한 소파는 노인의 고관절 탈구를 유발할 수 있다.
④ 실내조명을 밝게 하는 것이 안전한 환경 유지에 도움이 된다.
⑤ 욕실의 턱은 노인의 통행을 방해하여 낙상 위험을 높인다.

31 ① 손, 발톱이 두꺼워지고 잘 부서진다.
② 피하지방이 감소하여 온도조절 능력이 떨어진다.
③ 피지선의 분비량이 감소하여 피부 건조가 잘 나타난다.
④ 피부가 얇아지고 탄력성은 감소하여 주름이 많이 생긴다.

32 ① 심근의 위축 및 심근의 크기 감소가 나타난다.
② 심장의 수축력이 감소하면서 1회 심박출량도 감소한다.
③ 말초혈관의 저항이 증가하면서 혈압의 상승이 나타난다.
④ 노화에 따라 수축기, 압축기 혈압이 모두 증가한다.

33 ⑤ 벌에 물린 뒤 30분 정도 알레르기 반응이 있는지 관찰하여야 하며, 상황에 따라 아나필라틱 쇼크 예방을 위해 에피네프린 주사를 놓는다.
① 수분을 섭취하지 않는다.
② 핀셋이나 족집게로 벌침을 잡아 빼면 독을 짜내 오히려 독이 몸 안에 더 퍼질 수 있으므로 신용카드 등의 무딘 면으로 긁어낸다.
③ 말벌 독은 알칼리성이므로 레몬즙, 식초 등으로 중화시킨다.
④ 부종 감소를 위해 냉찜질을 하며, 부종이 심할 경우 물린 부위를 높게 한 후 안정시킨다.

34 ① 출혈 시 가장 먼저 손바닥으로 출혈부위를 압박하며, 청결한 헝겊이나 거즈로 상처부위 전체를 덮고 압박붕대로 맨다.

② 지혈대는 가장 최후의 선택으로 동맥, 정맥을 다 차단하여 괴사 및 절단의 위험이 있다.
③ 상처부위를 심장보다 높게 하여 출혈량을 감소시킨다.
④ 상처부위의 이물질을 제거하게 되면 오히려 출혈이 더 심해질 수 있다.
⑤ 뿌리는 지혈제는 대개 국소용으로 쓰인다.

35 ① 콩이나 곡류가 들어갔을 때는 알코올을 넣어 수축시킨 후 빼낸다. 물을 넣으면 콩이 불어 오히려 빼기 힘들 수 있다.
② · ③ 곤충이 들어갔을 때는 손전등의 불빛으로 밖으로 유도하거나 오일을 넣어 곤충을 죽게 한 후 제거한다.
⑤ 물이 들어간 경우 들어간 쪽 귀를 아래로 하여 한 발로 뛴다.

36 ② WHO와 미국공중보건협회(APHA)에서 공통적으로 가장 중요하게 여기는 것은 보건교육이다.
③ 미국 공중보건협회는 모자보건에 대해서 다루지 않고 있다.

37 ① 교육의 목표는 실천 가능한 범위 내에서 설정한다.
③ 주민의 요구도 반영하여 주민과 함께 계획한다.
④ 보건교육 후 반드시 사업에 대한 평가를 실시하고 그 평가를 토대로 향후계획을 수립한다.
⑤ 보건교육은 지역 주민이 이해하기 쉽게 진행하도록 한다.

38 평가 기준에 따른 분류

절대평가	목표지향적 방법
상대평가	기준지향적 방법으로 경쟁을 통해 학습동기를 유발

39 ⑤ 교육 대상자의 흥미와 관심이 있어야 효과적인 교육의 성과를 낼 수 있다.

40 ① 중앙보건행정조직에는 보건복지부가 있으며 보건소는 지방행정조직에 해당한다.

② 「지역보건법」 제7조 제1항에 따라 "시 · 도지사" 또는 "시장 · 군수 · 구청장"이 지역주민의 건강증진을 위하여 지역보건의료계획을 4년마다 수립하여야 한다.

④ 보건소는 「지역보건법」에 따라야 한다. 「농어촌 등 보건의료를 위한 특별조치법」은 보건진료소 설치의 근거가 되는 법으로 리 단위나 도서벽지 등에 설치한다.

⑤ 「지역보건법」 제10조 제1항에 따라 시 · 군 · 구에 보건소(보건의료원 포함)를 설치하고, 읍 · 면에는 보건지소를 설치한다.

41 ① 경제력 지지
② 서비스 전달체계
③ 자원의 조직 및 배치
④ 보건 자원 개발

보건의료체계의 구성요소
- 보건 자원 개발 : 인력, 시설, 장비 및 물자, 지식
- 자원의 조직 및 배치 : 조직, 보험프로그램, 기타 정부기관, 비정부기관, 민간부문
- 서비스 전달 체계 : 건강증진(1차 예방중심, 2차 치료중심, 3차, 재활중심)
- 경제적 지지 : 공공재원, 지역사회 재원 등
- 관리 : 지도력, 의사결정, 규제/통제

42 우리나라 포괄수가제(DRG) 항목은 4개 진료과 7개 질병군으로 본인부담금이 줄어들고, 환자가 과잉 진료에 대한 적은 부담으로 적정한 진료를 받게 되는 장점이 있는 반면 평준화된 의료방법 및 저하된 의료서비스가 예상된다.

43 ① · ② · ④ 고용보험, 국민연금, 기초생활보장은 소득보장에 속한다.
③ 국민건강보험은 의료보장에 속한다.

44 **공공부조**
「사회보장기본법」 제3조 제3호에서 국가와 지방자치단체의 책임하에 생활 유지 능력이 없거나 생활이 어려운 국민의 최저생활을 보장하고 자립을 지원하는 제도라고 정의하고 있으며 의료보장 성격의 의료급여와 소득보장 성격의 기초생활보장이 있다.

45 노인장기요양보험 대상 : 65세 이상의 일상생활활동 단독 수행이 어려운 노인 또는 65세 미만의 자로서 치매, 뇌혈관성 질환 등 노인성 질병(퇴행성 질환, 고혈압, 파킨슨 질환 등)으로 6개월 이상 일상생활 수행이 어려운 자

46 대기오염물질

1차 대기 오염물질	발생원으로부터 직접 대기로 배출되며 대기오염지표가 되는 분진, 아황산가스, 일산화탄소 및 질소산화물 등이 있다.
2차 대기 오염물질	1차 오염물질이 대기 중에서 광(光)화학적 반응 등을 일으켜 스모그, 오존, 황산, 질산, 포름알데히드 등이 생성된 것이다.

47 음용수 수질 기준

색 도	5도 미만으로, 염소 맛 이외는 없어야 함
탁 도	0.5NTU
수소이온농도(pH)	5.8 ~ 8.5
잔류염소	0.4ppm 이하
총대장균군, 분원성 대장균군	매주 검사 시 불검출/100mL
일반 세균	매주 검사 시 100CFU 미만/1mL

48 ③ 포도상구균 : 독소형 세균성 식중독으로 우리나라의 식중독 중에서 가장 많이 발생한다. 잠복기는 평균 3시간으로 짧고 당분이 함유된 식품에 침입하여 장독소(Enterotoxin)를 분비한다.
① 웰치균 : 땅속에 널리 분포하는 균으로, 주로 어육류 가공품에서 발생한다.
② 살모넬라균 : 감염형 세균성 식중독으로 장티푸스의 원인이 되며, 60℃에서 20분 가열 시 사멸한다.
④ 보툴리누스균 : 치명률(25%)이 가장 높은 식중독으로 불완전 처리된 통조림 식품이나 소시지, 햄 등에서 발생한다.
⑤ 장출혈성대장균 : 주로 완전히 익히지 않은 햄버거 패티를 먹고 복통, 설사, 발열, 구토 증상을 일으키며 일부는 심각한 용혈요독증후군을 나타낸다.

안심Touch

49 ② 건조법 : 식품의 수분을 15% 이하로 줄여서 세균을 억제시키는 물리적 보존법이다.

① 당장법 : 당 농도를 50% 이상 유지하여 식품의 삼투압을 높여 미생물의 생육 저지 효과를 이용한 저장법으로, 과일 및 뿌리채소에 주로 이용한다.

③ 산장법 : 젖산발효 등을 이용한 보존법이다.

④ 염장법 : 소금의 삼투작용에 의해 식품이 탈수되어 미생물의 생육이 억제되는 원리를 이용한 저장법이다.

⑤ 방부제 첨가법 : 직접 세균을 죽이지 않고 미생물의 성장과 번식을 억제하는 환경을 조성하면서도 식품에는 유해하지 않도록 하는 보존법이다.

50 근로자 작업환경의 유해인자 관리 방법

격 리	위험한 것으로부터 분리 및 차단
환 기	위험한 유해물질 배출 및 공기희석
대 치	위험 요소를 제거하거나 위험인자가 덜 한 것으로 변경하는 우선적 방법
교 육	건강관리 능력 증진 및 보호를 위해 실시
개인보호구	안전모, 안전화, 귀마개, 방진마스크(미세먼지), 방독마스크(유기용제), 장갑

51 ① 기후는 환경적 요인에 해당한다.

③ 독력은 병원체가 숙주에 대한 심각한 임상증상과 장애를 일으키는 능력을 말한다(천연두 : 곰보, 사망 : 메르스, 에이즈).

④ 병원력은 병을 일으키는 능력을 말한다.

⑤ 감염력은 균이 증식하는 능력을 말한다.

숙 주

• 정의 : 병인에 의해 손상을 입는 개체로, 즉 감염이 되는 바탕

• 요인

– 생물학적 요인 : 연령, 성, 종족, 면역

– 형태적 요인 : 생활습관, 직업, 개인위생

– 체질적 요인 : 선천적·후천적 면역, 건강상태, 영양상태

52 ② 오염 : 병원체가 숙주에 존재하는 상태

③ 기회감염 : 숙주가 면역이 떨어질 때 감염되는 상황

④ 잠복기 : 병원체가 침범해서 증상이 나타나기 전까지 기간

⑤ 의사환자 : 감염원이 체내 침입해서 유사한 증상이 있고, 결과가 나오기 전 단계

53 질병의 자연사 단계

단 계	내 용
1단계 비병원성기	• 질병에 걸리지 않은 시기로, 건강이 유지되고 있는 기간 • 건강증진 활동으로 1차 예방
2단계 초기 병원성기	• 병원체의 자극이 시작되는 질병 전기 • 특수예방이나 예방접종을 통한 1차 예방
3단계 불현성 감염기	• 병원체의 자극에 대한 숙주의 반응이 시작되는 초기의 병적인 변화기 • 감염병의 경우 : 잠복기 • 비감염성 질환의 경우 : 자각증상이 없는 초기 단계 • 조기진단 및 조기치료를 통한 2차 예방
4단계 발현성 감염기	• 임상적 증상이 나타나는 시기 • 적절한 치료를 통한 2차 예방

54 세균성 이질

• 병원체 : 이질균의 점막 침입에 의해 나타남

• 전파경로 : 오염된 식수와 식품을 매개로 주로 전파, 환자나 병원체 보유자와 직·간접적인 접촉에 의한 감염도 가능

• 증상 : 고열, 구역질, 구토, 경련성 복통, 설사(혈변, 점액변), 잔변감

• 치료 : 경구 또는 정맥으로 수분과 전해질을 신속히 보충, 항생제 치료

55 • 바이러스성 질환 : 풍진, 소아마비, 천연두, 유행성이하선염, 홍역

• 세균성 질환 : 디프테리아, 백일해, 성홍열, 뇌막염, 폐결핵, 콜레라, 장티푸스, 세균성 이질, 아구창

56 ⑤ 영아사망률 : 보건지표, 모자보건 지표로 가장 중요한 지표

① 발생률 : 새로 질병에 노출된 사람 수 / 질병에 감염될 가능성 있는 전체 인구 수

② 유병률 : 현 건강 문제가 있는 사람 수 / 전체 인구 수

③ 조사망률 : (한 해 총사망 수 / 한 해 연앙인구) ×1,000

④ 모성사망률 : (임신·분만·산욕기 합병증에 의한 사망자 수 / 15~49세 가임여성 수) ×100,000

57 「모자보건법」상 모자보건의 사업 대상자
- 임산부 : 임신 중이거나 분만 후 6개월 미만인 여성
- 모성 : 임산부와 가임기 여성
- 영유아 : 출생 후 6년 미만인 사람
- 신생아 : 출생 후 28일 이내의 영아
- 미숙아 : 신체의 발육이 미숙한 채로 출생한 영유아
- 선천성 이상아 : 선천성 기형 또는 변형이 있거나 염색체에 이상이 있는 영유아

58 「모자보건법」 영유아 건강진단 실시기준에서 신생아는 수시로, 출생 후 1년 이내인 경우는 1개월마다 1회, 출생 후 1년부터 5년 이내는 6개월마다 1회를 기간으로 한다(모자보건법 시행규칙 [별표1]).

59 보건소의 정신건강증진사업
- 정신질환의 예방
- 위기상황 시 타 기관과의 연계
- 일반 지역사회주민들을 위한 예방사업에 초점
- 재발과 만성화 예방을 위한 사례관리 서비스
- 정신건강증진사업의 기획, 조정, 수행
- 정신건강증진시설 간 연계체계 구축

60 ① 낮병원 프로그램 : 낮 시간 동안만 참여하는 출퇴근 형식의 주간 입원치료 방식이다.
② 사례관리 프로그램 : 다양한 문제와 사회적 기능수행의 어려움을 겪는 대상자의 기능향상과 복지를 위해 그들의 욕구에 따라 지역사회 보호 서비스를 포괄적·체계적·지속적으로 전달하기 위한 일련의 문제해결 과정이다.
③ 자조집단 프로그램 : 구성원 간 상호지원 활동과 환자 권리에 대한 주장을 하기 위한 목적으로 퇴원 후 환자들이 모여서 서로의 고통을 이해하고 경험을 공유하는 모임의 프로그램이다(예 단주모임, 단도박모임, 단약모임).
④ 직업재활 프로그램 : 직업을 통해 얻는 성취감과 사회적 역할이 자존감을 회복시키고 대인관계의 기회를 얻어 사회적·정서적 지지체계를 얻게 되는 프로그램이다.

⑤ 사회기술훈련 프로그램 : 인간관계 및 독립적으로 생활하는데 필요한 기술의 결함을 교육과 훈련을 통해 개선시키는 프로그램이다.

61 ⑤ 외상 후 스트레스 장애 : 정신적 외상을 경험하고 난 후 발생하는 심리적 반응으로, 간호 시에는 외상 경험을 말할 수 있는 안전한 장소 제공과 위로, 사회적 지지체계를 넓힘
① 조현병 : 환각, 망상, 행동이상 등이 6개월 이상 나타나는 만성적인 사고 장애
② 강박 장애 : 자신의 의지와 상관없이 특정한 생각이나 행동을 지속적으로 반복하는 상태
③ 양극성 장애 : 조증과 울증 증상이 교대로 반복적으로 나타나는 장애
④ 범불안 장애 : 6개월 이상 지속적이고 만성적이며 지나치게 비현실적인 걱정과 불안 호소

62 ⑤ 주·야간 보호(1일당) : 수급자를 하루 중 일정시간 동안 장기요양기관에 보호하여 목욕, 식사, 기본간호, 치매관리, 응급서비스 등 심신기능의 유지·향상을 위한 교육·훈련 등을 제공하는 급여이다.
① 방문간호 : 의사, 한의사 또는 치과의사의 지시에 따라 간호사, 간호조무사 또는 치위생사가 수급자의 가정 등을 방문하여 간호, 진료의 보조, 요양에 관한 상담 또는 구강위생 등을 제공하는 급여이다.
② 단기보호 : 수급자를 월 15일 이내 기간 동안 장기요양기관에 보호하여 신체활동 지원 및 심신기능의 유지·향상을 위한 교육·훈련 등을 제공하는 장기요양급여이다.
③ 방문목욕 : 장기요양요원이 목욕설비를 갖춘 차량을 이용하여, 수급자의 가정을 방문하여 목욕을 제공하는 급여이다.
④ 방문요양 : 장기요양요원이 수급자의 가정 등을 방문하여 신체활동 및 가사활동 등을 지원하는 장기요양급여이다.

63 가정방문의 우선순위
- 감염성 질환보다 비감염성 질환을 우선 방문
- 신생아 → 임산부 → 학령전기 아동 → 학령기 아동 → 성병환자 → 결핵환자 순으로 방문

안심Touch

- 개인보다 집단을 우선 방문
- 면역력이 낮은 집단을 우선 방문
- 만성질환보다 급성질환을 우선 방문
- 취약집단을 우선 방문

64 ① 노년부양비의 증가
② 노인 인구 비율의 증가
③ 노인 치매 유병률의 증가
⑤ 건강수명은 감소, 평균수명은 증가

65 누구든지 응급입원의 경우를 제외하고는 정신건강의학과전문의의 대면 진단에 의하지 아니하고 정신질환자를 정신의료기관 등에 입원 등을 시키거나 입원 등의 기간을 연장할 수 없다(정신건강복지법 제68조 제1항). 이를 위반한 사람은 5년 이하의 징역 또는 5천만원 이하의 벌금에 처한다(동법 제84조 제9호).

66 보건복지부장관은 간호조무사가 다음의 어느 하나에 해당하면 1년의 범위에서 면허자격을 정지시킬 수 있다. 이 경우 의료기술과 관련한 판단이 필요한 사항에 관하여는 관계 전문가의 의견을 들어 결정할 수 있다(의료법 제80조의3, 제66조).
- 의료인의 품위를 심하게 손상시키는 행위를 한 때
- 의료기관 개설자가 될 수 없는 자에게 고용되어 의료행위를 한 때
- 의료기기를 한 번 사용한 후 다시 사용한 때
- 진단서 · 검안서 또는 증명서를 거짓으로 작성하여 내주거나 진료기록부 등을 거짓으로 작성하거나 고의로 사실과 다르게 추가기재 · 수정한 때
- 태아 성 감별 행위를 위반한 때
- 의료기사가 아닌 자에게 의료기사의 업무를 하게 하거나 의료기사에게 그 업무 범위를 벗어나게 한 때
- 관련 서류를 위조 · 변조하거나 속임수 등 부정한 방법으로 진료비를 거짓 청구한 때
- 부당한 경제적 이익 등의 취득 금지를 위반하여 경제적 이익 등을 제공받은 때
- 그 밖에 이 법 또는 이 법에 따른 명령을 위반한 때

67 보건소장은 신고된 결핵환자 등에 대하여 인적사항, 접촉자, 집단생활 여부 등 감염원을 조사하기 위하여 보건

복지부령으로 정하는 바에 따라 사례조사를 실시하여야 한다. 누구든지 보건소장이 실시하는 사례조사를 정당한 사유 없이 거부 또는 방해하거나 회피하여서는 아니 된다(결핵예방법 제9조 제1항, 제2항).

68 **5년 이하의 징역 또는 5천만원 이하의 벌금(혈액관리법 제18조)**
- 혈액 매매행위 등을 한 자
- 혈액관리업무를 할 수 있는 자가 아니면서 혈액관리업무를 한 자
- 허가받지 아니하고 혈액원을 개설한 자 또는 변경허가를 받지 아니하고 중요 사항을 변경한 자
- 의약품 제조업의 허가를 받지 아니하고 혈액관리업무를 한 자 또는 품목별로 품목허가를 받거나 품목신고를 하지 아니하고 혈액관리업무를 한 자
- 허가받지 아니하고 혈액관리업무를 한 자

69 특별자치시장 · 특별자치도지사 또는 시장 · 군수 · 구청장은 모자보건수첩을 발급받은 임산부와 영유아를 대상으로 구강보건교육과 구강검진을 실시하고, 그 결과를 모자보건수첩에 기록 · 관리하여야 한다(구강보건법 제16조 제1항).

70 ③ 파라티푸스는 제2급 감염병이다. 이외에도 결핵, 수두, 홍역, 콜레라, 세균성이질, 장출혈성대장균감염증, A형간염, 백일해, 유행성이하선염, 풍진, 폴리오, 수막구균 감염증, b형헤모필루스인플루엔자, 폐렴구균 감염증, 한센병, 성홍열, 반코마이신내성황색포도알균(VRSA) 감염증, 카바페넴내성장내세균속균종(CRE) 감염증, E형간염이 있다.
① · ② 치명률이 높거나 집단 발생의 우려가 커서 발생 또는 유행 즉시 신고하여야 하고, 음압격리와 같은 높은 수준의 격리가 필요한 1급 감염병이다.
④ · ⑤ 발생을 계속 감시할 필요가 있어 발생 또는 유행 시 24시간 이내에 신고하여야 하는 제3급 감염병이다.

71 **신생아의 활력징후 범위**
- 체온 : 36.5~37.5℃
- 맥박 : 불규칙, 120~160회/분
- 호흡 : 불규칙, 35~50회/분, 복식호흡
- 최고혈압 : 80~90mmHg

72 ① 일반 성인의 정상 맥박 범위는 60~80회/분이다.
③ 서맥은 60회/분 이하, 빈맥은 100회/분 이상을 의미한다.
④ 가장 일반적으로 측정하는 맥박부위는 요골동맥이다.
⑤ 맥결손은 두 명이 동시에 측정하는데, 한 명은 심첨맥박을, 다른 한 명은 요골맥박을 측정하여 차이를 확인한다.

73 호흡조절 중추는 연수(숨뇌), 체온조절의 중추는 시상하부이다.

74 ① 맥압은 수축기압에서 이완기압을 뺀 압력으로, 정상범위는 30~50mmHg이다.
②·③ 청진기를 이용하여 혈압을 측정할 때 소리가 처음 들리는 지점을 수축기압, 소리가 없어지는 지점을 이완기압이라고 한다.
④ 팔에서 혈압을 측정할 때는 상완동맥, 다리에서 혈압을 측정할 때는 슬와동맥 부위를 선택한다.

75 위관영양을 실시한 후에는 구토를 예방하기 위해 반좌위 자세를 30분 이상 취하도록 돕는다.

76 ① 위관영양을 실시할 때는 반좌위(30~45°) 자세를 취하게 한다.
② 영양액은 1분에 50mL 이하의 속도로 주입한다.
③ 영양액은 체온보다 약간 높은 온도로 주입한다.
⑤ 영양액은 4~6시간 간격으로 공급하되, 영양액 공급 전에 음식물 잔여량이 50~100cc 이상일 경우에는 의사 또는 간호사에게 보고하고 주입을 연기한다.

77 ① 계측기구로 정확하게 계량하여 기록한다.
② 섭취량과 배설량은 8시간 간격으로 확인한다.
③ 배설량보다 섭취량이 많으면 부종이, 섭취량보다 배설량이 많으면 탈수가 일어날 수 있다.
④ 과다호흡으로 인한 수분손실을 배설량으로 기록한다.

78 관장을 실시할 때 환자가 좌측 심스위 자세를 취하도록 설명한다.

79 ① 더운물 주머니를 제공한다.
③ 하복부 마사지를 한다.
④ 금식 환자는 수액을 공급하고, 금식이 아닌 환자에게는 카페인 음료, 물 등을 제공한다.
⑤ 자연배뇨를 유도할 때 소변을 참지 않도록 교육한다.

80 ④ 내시경, 호흡치료용 기구 등은 높은 수준의 소독이 요구된다.
①·②·③ 체온계, 청진기, 혈압계 등은 낮은 수준의 소독이 요구된다.

81 ① 이동겸자는 24시간마다 교체한다.
② 멸균포는 가장자리에서 1인치 안부터 멸균영역으로 본다.
③ 혈액이 묻은 기구는 흐르는 찬물에 세척한 후 더운물에서 세제와 솔을 이용하여 세척한다.
④ 소독용기의 뚜껑을 들고 있을 때는 뚜껑 겉면이 위로 향하게 하고, 뚜껑을 바닥에 내려놓을 때는 멸균된 내면이 위로 향하게 한다.

82 교차감염은 감염성 질환 보유 환자로부터 질병이 전염되어 2차적인 감염이 발생하는 것으로, 질병관리본부의 교차감염 예방 표준지침에서는 가장 기본적이면서도 가장 중요한 행동으로 손씻기를 강조하고 있다.

83 **욕창의 4단계**
- 1단계 : 피부가 분홍색이나 푸른색을 띠고 누르면 색깔이 일시적으로 없어져 하얗게 보이고 열감이 있다.
- 2단계 : 피부가 벗겨지고 물집이 생기고 조직이 상한다.
- 3단계 : 깊은 욕창이 생기고 괴사조직이 발생한다.
- 4단계 : 뼈와 근육까지 괴사가 진행된다.

84 ① 소양증 환자는 증조 목욕, 전분 목욕, 미온수 목욕 등이 도움이 된다.
③ 치질 환자, 방광경 검사를 마친 환자, 자연배뇨를 유도하는 경우에는 40℃에서 10분 정도의 좌욕이 도움이 된다.
④ 미온수 목욕은 20분 이내로 목욕을 마치도록 하고 30분 후에 체온을 측정한다.
⑤ 노인 또는 피부병 환자는 알코올 목욕을 피한다.

85 ① 의치를 뺄 때는 위쪽 의치를 먼저 빼서 의치 용기에 넣는다.
② 칫솔이나 의치용 솔에 의치세정제를 묻혀 미온수로 의치를 닦는다.
③ 의치는 변형이 될 수 있기 때문에 뜨거운 물에 삶거나 표백제에 담그면 안 된다.
⑤ 잇몸에 대한 압박 자극을 해소하기 위해 자기 전에는 의치를 빼서 보관한다.

86 ① 한 번 쓴 솜은 재사용하지 않으며, 수건을 사용해서 닦을 때는 매번 다른 면을 사용해서 닦는다.
② 여성 환자는 배횡와위 자세로 무릎을 굽히고 회음부를 노출시킬 수 있게 도와준다.
③ 여성 환자의 회음부는 대음순 → 소음순 → 요도 순으로 닦는다.
⑤ 포경수술을 하지 않은 남성 환자는 포피를 뒤집어서 닦아 준 뒤 원위치시킨다.

88 ① 한 번에 5~10분을 초과하지 않는다.
③ 운동을 마친 후에 맥박을 측정한다.
④ 문과 커튼을 닫아 환자의 사생활을 보호해준다.
⑤ 환자가 수행할 수 있는 범위 이상으로 무리하여 운동하지 않는다.

88 ① 엘리베이터를 탈 때는 뒤로, 내릴 때는 앞으로 향한다.
② 울퉁불퉁한 길에서는 앞바퀴를 들어 올려 뒤로 젖힌 상태에서 이동해야 대상자가 진동을 많이 느끼지 않는다.
③ 문턱 등을 오를 때는 휠체어 뒤를 발로 조심스럽게 눌러 휠체어를 뒤쪽으로 기울인 후 앞바퀴를 들어 올린다.
⑤ 오르막길을 갈 때는 되도록 자세를 낮추고 다리에 힘을 주어 밀고 올라가며, 경사도가 큰 경우에는 지그재그로 밀고 올라간다.

89 ⑤ 반좌위는 폐를 최대한 확장하여 호흡을 도와주는 체위이다.
① 앙와위, ② 골반고위, ③ 심스위, ④ 복위

90 ④ 응급상황 발생 시 쉽게 풀거나 자를 수 있도록 나비 매듭, 고리 매듭 등으로 묶는다.
① · ⑤ 최소한의 시간 동안 보호대를 착용시키며 2시간마다 30분간 풀어준다.
② 침대 다리 또는 난간이 아닌 침대 본체에 묶는다.
③ 환자와 보호자에게 보호대 착용 이유를 설명하고 동의를 구해야 한다.

91 편도선 수술 후에 얼음칼라를 목 부분에 적용하여 출혈과 염증을 방지할 수 있다.

92 ② 수술 후 24시간 동안은 거즈를 교체하지 않고 소독 거즈를 덧대어 준다.
③ 금식 상태에서 갈증 호소 시 거즈에 물을 적셔 입술에 대준다.
④ 마취 회복 시에는 낙상을 방지하기 위해 침대 난간을 올린다.
⑤ 금식을 유지하던 환자가 위장 운동을 회복 후에는 보리차 → 유동식 → 연식 → 경식 → 일반식 순으로 음식을 제공한다.

93 요추천자란 뇌척수액을 채취하거나 조영제를 투입하기 위해 요추 3~4번에서 시행하는 검사로, 새우등 자세로 웅크려 요추를 최대한 노출시켜 검사하고, 검사 후에는 머리와 다리가 수평이 되도록 앙와위 자세를 취하도록 한다.

94 ① 일반 소변검사에 대한 설명이다.
② 방부 처리된 용기에 수집하고 냉장 보관한다.
③ 첫 소변은 버리고 두 번째 소변부터 마지막 소변까지 모은다.
⑤ 환자가 검사 도중 소변기에 소변을 본 경우 검사를 처음부터 다시 시작한다.

95 기도유지
• 구조자의 한 손을 대상자의 이마에 올려놓고 손바닥으로 대상자의 머리를 뒤로 젖힌다.
• 다른 한 손으로 턱 아래 뼈 부분을 머리 쪽으로 당겨 턱을 위로 들어 준다.

• 심폐소생술에 자신이 없는 일반인 구조자는 기도유지-인공호흡을 생략하고 가슴압박만 하는 소생술을 권장한다.

96 ② 분석 중이니 물러나라는 음성 지시가 나오면, 심폐소생술을 멈추고 대상자에게서 손을 뗀다.
③ 30 : 2의 비율로 가슴압박과 인공호흡을 반복하면서 실시한다.
④ 대상자와 접촉한 사람이 없는 것을 확인한 후 버튼을 누른다.
⑤ 오른쪽 패드는 오른쪽 빗장뼈 밑, 왼쪽 패드는 왼쪽 중간 겨드랑선에 부착한다.

97 ① 기관절개관 환자는 입을 막고 기침하도록 교육한다.
② 객담이 많이 묻은 내관은 과산화수소에 담가둔다.
③ 의식이 있는 환자는 금기가 아니라면 반좌위 자세를, 의식이 없는 환자는 앙와위 자세를 취하도록 한다.
⑤ 기관절개관이 빠진 환자는 멸균 겸자로 절개 부위를 벌리고 의사를 기다린다.

98 ①·③ 환자가 사용한 모든 물품은 철저히 소독한다.
④ 퇴원 시 환자와 보호자에게 다음 내원 일정, 약물 투약 방법, 운동 방법, 식이요법 등을 교육한다.
⑤ 일반적으로 의사의 지시하에 퇴원이 결정되지만, 환자가 퇴원 의사를 밝히면 동의서 작성 후 퇴원 진행을 돕는다.

99 ② 침묵 : 말을 하지 않음으로써 대상자에게 말할 용기나 생각을 정리할 시간을 줌
③ 공감 : 상대방이 하는 말을 상대방의 관점에서 이해하고, 감정을 함께 느끼며, 자신이 느낀 바를 전달하는 것
④ 경청 : 다른 사람의 말을 주의 깊게 들으며 공감하는 능력
⑤ 라포 형성 : 두 사람 사이의 상호신뢰 관계의 형성

100 ① 이미지를 전달하기 어려운 형태의 경우 촉각을 통해 이해시킨다.
② 대상자 정면에서 이야기해야 한다.
③ 대상자를 만나면 신체 접촉이 아니라 먼저 말을 건네어 자신의 존재를 알린다.
④ 지시대명사를 사용하지 말고, 시계방향으로 사물의 위치를 설명한다.

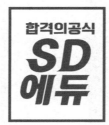

www.sdedu.co.kr